Tanja Chaudhary

Die Entwicklung von unkomplizierten Frühgeborenen

Tanja Chaudhary

Die Entwicklung von unkomplizierten Frühgeborenen

Spielt Bilingualität eine Rolle?

Südwestdeutscher Verlag für Hochschulschriften

Impressum/Imprint (nur für Deutschland/only for Germany)
Bibliografische Information der Deutschen Nationalbibliothek: Die Deutsche Nationalbibliothek verzeichnet diese Publikation in der Deutschen Nationalbibliografie; detaillierte bibliografische Daten sind im Internet über http://dnb.d-nb.de abrufbar.

Alle in diesem Buch genannten Marken und Produktnamen unterliegen warenzeichen-, marken- oder patentrechtlichem Schutz bzw. sind Warenzeichen oder eingetragene Warenzeichen der jeweiligen Inhaber. Die Wiedergabe von Marken, Produktnamen, Gebrauchsnamen, Handelsnamen, Warenbezeichnungen u.s.w. in diesem Werk berechtigt auch ohne besondere Kennzeichnung nicht zu der Annahme, dass solche Namen im Sinne der Warenzeichen- und Markenschutzgesetzgebung als frei zu betrachten wären und daher von jedermann benutzt werden dürften.

Coverbild: www.ingimage.com

Verlag: Südwestdeutscher Verlag für Hochschulschriften GmbH & Co. KG
Heinrich-Böcking-Str. 6-8, 66121 Saarbrücken, Deutschland
Telefon +49 681 37 20 271-1, Telefax +49 681 37 20 271-0
Email: info@svh-verlag.de

Zugl.: Berlin, HU, Diss, 2008

Herstellung in Deutschland (siehe letzte Seite)
ISBN: 978-3-8381-3437-6

Imprint (only for USA, GB)
Bibliographic information published by the Deutsche Nationalbibliothek: The Deutsche Nationalbibliothek lists this publication in the Deutsche Nationalbibliografie; detailed bibliographic data are available in the Internet at http://dnb.d-nb.de.

Any brand names and product names mentioned in this book are subject to trademark, brand or patent protection and are trademarks or registered trademarks of their respective holders. The use of brand names, product names, common names, trade names, product descriptions etc. even without a particular marking in this works is in no way to be construed to mean that such names may be regarded as unrestricted in respect of trademark and brand protection legislation and could thus be used by anyone.

Cover image: www.ingimage.com

Publisher: Südwestdeutscher Verlag für Hochschulschriften GmbH & Co. KG
Heinrich-Böcking-Str. 6-8, 66121 Saarbrücken, Germany
Phone +49 681 37 20 271-1, Fax +49 681 37 20 271-0
Email: info@svh-verlag.de

Printed in the U.S.A.
Printed in the U.K. by (see last page)
ISBN: 978-3-8381-3437-6

Copyright © 2012 by the author and Südwestdeutscher Verlag für Hochschulschriften GmbH & Co. KG and licensors
All rights reserved. Saarbrücken 2012

Inhaltsverzeichnis

Abkürzungsverzeichnis 3

Vorwort 4

1   Einleitung 6

1.1   Neonatale Mortalität 8

1.2   Postnatale Komplikationen 8

1.2.1   Nekrotisierende Enterokolitis (NEC) 9

1.2.2   Frühgeborenen–Retinopathie (ROP) 9

1.2.3   Intrazerebrale Blutungen/Hämorrhagie (IVH) 10

1.2.4   Bronchopulmonale Dysplasie (BPD) 11

1.2.5   Periventrikuläre Leukomalazie (PVL) 12

1.3   Langzeitkomplikationen 12

1.3.1   Sehstörungen 13

1.3.2   Hörstörungen und Taubheit 13

1.3.3   Infantile Zerebralparese (ICP) 14

1.3.4   Mentale Retardierung 15

1.3.5   Geringfügige Beeinträchtigungen 16

1.4   Zielstellung dieser Arbeit 16

2   Methodik 17

2.1   Rekrutierung 18

2.1.1   Fallzahlschätzung 18

2.1.2   Sehr untergewichtige Frühgeborene (VLBW Kinder) 19

2.1.3   Kontrollgruppe 22

2.1.4   Drop-Outs 22

2.2   Erfassung perinataler und sozioökonomischer Parameter 24

2.3   Zeitlicher Ablauf der Studie 24

2.4   Untersuchte Endpunkte 26

2.5   Entwicklungsneurologische Testverfahren 27

2.5.1   Griffiths Entwicklungsskalen [57] 27

2.5.2   Bayley Scales of Infant Development, 2. Auflage (BSID II) [56] 29

2.5.3	*Entscheidung für diese Testverfahren*	30
2.5.4	*Early Motor Pattern Profile nach Morgan und Aldag (EMPP)*	32
2.5.5	*Statistische Verfahren*	32
3	**Ergebnisse**	**34**
3.1	Perinatale Parameter	34
3.2	Soziökonomische Faktoren	35
3.3	Entwicklungsneurologische Ergebnisse mit 6 Monaten	37
3.4	Entwicklungsneurologische Ergebnisse mit 12 Monaten	38
3.5	Sprachentwicklung mit 6 und 12 Monaten	42
3.6	Entwicklungsprofil mit 12 Monaten	44
3.7	Neurologisches und sensorisches Outcome mit 12 Monaten	46
3.8	Vergleich BSID II mit den Griffiths Skalen	47
3.9	Analyse der Einflussfaktoren	50
3.9.1	*Bildungsstand der Mutter*	50
3.9.2	*Familienstand*	53
4	**Diskussion**	**56**
4.1	Entwicklungsneurologische Ergebnisse	57
4.1.1	*Vergleich monolingualer VLBW Kinder mit monolingualen Reifgeborenen*	57
4.1.2	*Bereiche besonderer Defizite der VLBW Kinder*	62
4.1.3	*Vergleich monolingualer und bilingualen VLBW Kinder*	64
4.2	Neurologisches und sensorisches Outcome	71
4.3	Vergleich der beiden Testverfahren	75
5	**ZUSAMMENFASSUNG**	**78**

Abkürzungsverzeichnis

VLBW	Very low birthweight (Geburtsgewicht < 1 501 g)
ELBW	Extremely low birthweight (Geburtsgewicht < 1 001 g)
NEC	Nekrotisierende Enterokolitis
BPD	Bronchopulmonale Dysplasie
IVH	Intraventrikuläre Blutung
BSID II	Bayley Scales of Infant Development II
MDI	Mentaler Entwicklungsindex (Testergebnis des BSID II)
PDI	Psychomotorischer Entwicklungsindex (Testergebnis des BSID II)
ROP	Retinopathia neonatorum
EQ	Entwicklungsquotient (Testergebnis der Griffiths Skalen)
SSW	Schwangerschaftswoche
ELFRA	Elternfragebogen

Vorwort

„Ein Kind wächst heran. Zunächst ist es hilflos, ganz auf seine Umwelt angewiesen. Aber von Tag zu Tag entdeckt es sich selbst immer mehr, sein eigenes Ich, seine Möglichkeiten, sein Können, seinen eigenen Willen." (Friedrich Hebbel)

So verläuft der Prozess des Werdens und Wachsens bei den meisten Kindern, die nach einer normalen Schwangerschaft und Entbindung das Licht der Welt erblickt haben. Doch was geschieht mit den Neugeborenen, die schon vorzeitig den schützenden Mutterleib verlassen mussten und die nach dem Willen der Natur eigentlich gar nicht leben sollten, die nur dank der modernen Intensivmedizin eine Chance erhalten, zu überleben und auch ein gesundes normales Leben zu führen?

Diese kleinen Menschen, die aus den verschiedensten Gründen viel zu früh und viel zu klein auf die Welt gekommen sind, sind noch viel stärker auf ihre Umwelt angewiesen. Das tägliche Entdecken und Sammeln von Erfahrungen ist für diese kleinen Erdenbürger sehr viel mühseliger als für die reifgeborenen Kinder, denn sie sind anfälliger und gefährdeter. Doch mit der Liebe und Aufopferung, die sie von ihrer Umwelt seit ihrem ersten Schrei erhalten, vor allem natürlich von ihren Eltern, gelingt es auch ihnen, die Welt, zwar vielleicht etwas langsamer, zu entdecken und zu erobern. So konnten die Kleinen das erreichen, was sie uns in den Tests gezeigt haben.

Diese Arbeit soll den Eltern frühgeborener Kinder Mut und Kraft geben und ihnen zeigen, dass das geschenkte Leben trotz manchmal steiniger Wege lebenswert und liebenswert ist.

Ich möchte mit dieser Dissertation auf die Wichtigkeit der Nachsorge und der Fürsorge hinweisen, damit die Frühgeborenen auf dem Weg der Eroberung ihrer Umwelt immer selbstständiger werden und mit allen ihren Sinnen wahrnehmen können, was sie umgibt.

Ich wünsche unseren kleinen Studienpatienten und ihren Angehörigen viel Glück und Kraft auf diesem Weg.

1   Einleitung

Frühgeborene sind eine sehr kleine, für die Medizin jedoch äußerst interessante Kohorte von Kindern, die alle Involvierten vor große Herausforderungen und schwierige Fragen stellt. Immer wieder überschlagen sich die Medien mit Berichten über neue Fortschritte, über das sensationelle Überleben noch kleinerer, noch unreiferer Frühgeborener [1]. Dabei wird jedoch übersehen, dass nur jedes hundertste Neugeborene mit einem Geburtsgewicht unter 1500 g oder mit einem Gestationsalter von weniger als 30 vollendeten Schwangerschaftswochen zur Welt kommt. Diese kleine Gruppe macht mehr als die Hälfte aller neonatalen Todesfälle aus [2-4], obwohl die Überlebensrate der kleinsten Frühgeborenen in den letzten zwei Jahrzehnten kontinuierlich angestiegen [4-7] ist.

7-10% aller Neugeborenen sind Frühgeborene, das heißt es sind Kinder, die vor der vollendeten 37. Schwangerschaftswoche zur Welt kommen [4, 8]. In Deutschland lag der Anteil der Frühgeborenen 1999 bei 7.9%, in Berlin bei 7.6% [9]. Aufgrund der sehr weit gefassten Definition des Begriffes „Frühgeborenes" stellen diese eine sehr heterogene Gruppe dar und umfassen sowohl die sehr unreifen, extrem untergewichtigen Frühgeborenen mit einem Gestationsalter von 23 oder 24 Schwangerschaftswochen und einem Geburtsgewicht unter 1000 g, als auch die fast reifen, leicht untergewichtigen Neugeborenen der 36. Schwangerschaftswoche und einem Geburtsgewicht zwischen 2000 und 2500 g.

Deshalb ist eine weitere Unterteilung zwingend notwendig. Diese erfolgt gewöhnlich in Abhängigkeit vom Geburtsgewicht:
- Geburtsgewicht >1000g <1500g = very low birthweight Kinder (im weiteren wird die Abkürzung VLBW Kinder verwendet)

- Geburtsgewicht < 1000 g = extreme low birthweight Kinder (im weiteren wird die Abkürzung ELBW verwendet)

Im Jahr 2001 lag in Deutschland der Anteil der VLBW Kinder bei 1.2 % [9], in Berlin betrug er 1.07 % [10]. Der Anteil der ELBW betrug im Jahr 2003 in Deutschland 0.18% aller Neugeborenen [11].
Langzeitstudien beschreiben eine negative Korrelation zwischen Geburtsgewicht, Gestationsalter und Qualität des Langzeitüberlebens der Frühgeborenen. Mit abnehmendem Geburtsgewicht und Gestationsalter nimmt die Rate der Behinderungen zu, besonders in der Gruppe der VLBW Kinder und ELBW Kinder [12-16] Deswegen wird diesen Risikokindern besondere Aufmerksamkeit gewidmet und eine langfristige Nachsorge angestrebt.

Seit der Einführung des exogenen Surfactant und Verbesserungen in der gynäkologischen und intensivmedizinischen Versorgung ist ein steiler Anstieg der Überlebensraten dieser kleinen Frühgeborenen zu verzeichnen [7, 17], so dass die Frage der Mortalität zunehmend von der Sorge darum in den Hintergrund gedrängt wird, wie es gelingt, bleibende Behinderungen zu minimieren, damit den überlebenden Frühgeborenen eine bestmögliche Lebensqualität geboten werden kann. Eine niederländische Studie aus dem Jahr 1996 kommt zu dem Ergebnis, dass 1983 76% aller ELBW Kinder verstarben. Im Jahr 1996 sank die Mortalität bereits auf 33% [17]. Dennoch erscheint es, dass die Morbidität der sehr untergewichtigen Frühgeborenen trotz modernster intensivmedizinischer Betreuung konstant hoch bleibt [15]. Dazu gibt es jedoch widersprüchliche Studienergebnisse, so berichten etwa Tommiska at el. von einer Abnahme schwerer Behinderungen wie z. B. einer Zerebralparese [13]. Doch nicht nur die schweren körperlichen Behinderungen mindern die Lebensqualität der Langzeitüberlebenden, sondern auch kognitive Retardierung, schwere Hör- und Sehstörungen, als *major disabilities* zusammengefasst sowie weitere sogenannte kleine funktionelle Störungen [16]. Letztere werden auch als *new morbidity* bezeichnet. Diese rücken zunehmend in das Zentrum des Interesses der Nachsorge. Dazu zählen Lernschwierigkeiten, Teilleistungsstörungen wie z.B. Sprachprobleme, Störungen der Auge – Hand - Koordination und Verhaltensauffälligkeiten einschließlich ADHS und Essstörungen. [18-20].

1.1 Neonatale Mortalität

Obwohl in den letzten 20 Jahren eine Zunahme der Frühgeburten, in Kanada zum Beispiel von 6,8% auf 9,8% [21, 22] zu verzeichnen ist, sank die neonatale Mortalität deutlich. In Berlin lag die Überlebensrate der VLBW Kinder in den Jahren 1997-1999 [9] bei 83%, während sie bei den ELBW im gleichen Zeitraum 70,7% [9] betrug. Ähnlich gute Ergebnisse lassen sich auch aus anderen Ländern mit vergleichbarem medizinischen Standard berichten, so lag z. B. in Finnland in den Jahren 1996/1997 die Überlebensrate bei 79% [12]. Im Jahr 2005 überlebten 88% aller im Virchow Klinikum in Berlin geborenen VLBW Kinder.

1.2 Postnatale Komplikationen

Obwohl die neonatale Intensivmedizin erhebliche Fortschritte und Erfolge verzeichnet, verringerte sich die Rate schwerer Behinderungen nur geringfügig [5, 13, 23]. Nach WHO Definition ist eine schwere Behinderung eine der folgenden Beeinträchtigungen: Blindheit, Taubheit, Infantile Zerebralparese, sekundäre Epilepsie und mentale Retardierung (IQ < 70, MDI der Bayley Scales of Infant Development < 70) [13, 24]

Aktuell liegt die Gesamtrate schwerer Behinderungen bezogen auf die Population aller überlebender Frühgeborener mit einem Geburtsgewicht < 1500 g zum Zeitpunkt des Schulbeginns zwischen 18% - 20% [24-26]

1.2.1 Nekrotisierende Enterokolitis (NEC)

Die nekrotisierende Enterokolitis (im weiteren mit NEC abgekürzt) ist eine der schwersten Erkrankungen des Neugeborenen mit einer Mortalität zwischen 20 – 50% [27]. Sie ist eine akut auftretende inflammatorische Erkrankung des Dünn- und Dickdarmes, seltener auch des Magens, welche in ihrem Verlauf zu disseminierten Darmnekrosen führen kann. Die NEC ist die häufigste Ursache für Notfallsituationen im Neugeborenenalter. Betroffen sind 1-2% aller Frühgeborenen, davon wiederum sind 60% VLBW Kinder [2]. Die Therapie der NEC richtet sich nach ihrem Schweregrad. Die Erkrankung verläuft progressiv und wird nach Bell in 3 Stadien eingeteilt. [27]

Für Kinder, die eine akute NEC überlebt haben, besteht ein erhöhtes Risiko für gastrointestinale Spätkomplikationen, wie z. B. Mangelernährung, Gedeihstörung und deren Folgen. Sie sind stärker für das Eintreten von Entwicklungsverzögerungen und mentaler Retardierung gefährdet [28]. So belegt eine Studie aus Kanada, dass 24% der VLBW Kinder mit Zustand nach NEC im Alter von 36 Monaten eine schwere Behinderung hatten, hingegen aber nur 10% der VLBW Kinder ohne NEC von einer solchen betroffen waren [29]. Die NEC wird daher als ein unabhängiger Faktor für eine mentale Retardierung angesehen [29, 30]

1.2.2 Frühgeborenen–Retinopathie (ROP)

Die Frühgeborenen Retinopathie (im Weiteren wird die Abkürzung ROP verwendet) ist eine Störung in der Entwicklung der Netzhautgefäße, die durch Vasoobliteration und anschließende Vasoproliferation gekennzeichnet ist. Bisher ist der Pathomechanismus noch nicht vollständig geklärt. Gesichert ist aber, dass der *vascular endothelial growth factor* (VEGF) eine zentrale Rolle spielt. Der VEGF ist ein sauerstoffabhängiger Wachstumsfaktor mit großer Bedeutung für die Angiogenese. Er wird im Rahmen der postnatalen Hypoxie gehemmt und dadurch eine Vasoobliteration der bereits bestehenden Retinagefäße ausgelöst. Anschließend bilden die hypoxischen Retinaanteile VEGF und lösen damit eine überschießende Neovaskularisation der Retina aus. Die ROP beginnt meist im Alter von 32-36 Wochen post menstruationem [31]. Bei gefährdeten Neugeborenen wird wöchentlich eine Fundoskopie durchgeführt. Die ROP wird in fünf Schweregrade unterteilt. Der Schweregrad der ROP hängt vom Reifegrad der Kinder und von der Qualität der Sauerstoffüberwachung ab [31]. Die Häufigkeit der ROP korreliert negativ mit Gestationsalter und Geburtsgewicht. Aktuell liegt die Inzidenz für ELBW bei 48% und für die VLBW Kinder bei 24,5% - 31,2% [32-34]. Stadium I und II sind dabei häufig und bilden sich vollständig zurück. Eine behandlungsbedürftige ROP entwickeln 1,5- 4,3% aller VLBW Kinder [32-34]. Die Inzidenz der ROP ist in den letzten Jahren deutlich rückläufig [35]

1.2.3 Intrazerebrale Blutungen/Hämorrhagie (IVH)

Die intrazerebrale Blutung ist eine typische und häufige Komplikation der Frühgeburtlichkeit. Inzidenz und Schweregrad sind direkt abhängig von der Reife der Kinder. Insgesamt ist die Häufigkeit bei VLBW Kinder innerhalb der letzten 20 Jahre von ca. 40 % (1978) auf etwa 20 % (1998) gesunken. Untersuchungen der letzten 6-8 Jahre haben jedoch gezeigt, dass trotz anhaltend sinkender Mortalität die Rate der Hirnblutungen dennoch nicht weiter abgenommen hat. Das lässt sich durch die höhere Überlebensrate unreifer, blutungsgefährdeter Kinder plausibel erklären [36]. 80-90% der Blutungen entstehen in der germinalen Matrix, beginnend in der subependymalen Keimschicht. Die Einteilung des Schweregrades erfolgt nach Papile [37] anhand des kranialen Ultraschalls. 80-90% der intrazerebralen Blutungen treten in den ersten 48h postnatal auf. Intrazerebrale Blutungen werden in vier Stadien eingeteilt:

Grad I: Subependymale Blutung

Grad II: intraventrikuläre Ausdehnung < 50% der Seitenventrikel

Grad III: Dilatation der Seitenventrikel bei intraventrikulärer Ausdehnung > 50%

Grad IV: Ventrikelblutung mit intrazerebraler Blutung

Die Prognose der intrazerebralen Blutungen wird sehr stark von Schweregrad und Ausmaß der Parenchymschädigung bestimmt. Während von den Kindern, die eine intraventrikulären Blutung 1. und 2. Grades hatten, 0-30% der Fälle neurologische Auffälligkeiten zeigen, sind das bei den Kindern mit hochgradigen Hirnblutungen bis zu 90% [2]. Die Prävalenz aller Hirnblutungen für VLBW Kinder liegt zwischen 12-32% [12, 15, 24, 38], die der hochgradigen zwischen 2-13%.

1.2.4 Bronchopulmonale Dysplasie (BPD)

Die bronchopulmonale Dysplasie (BPD, Synonym: chronische Lungenkrankheit, CLD) ist eine chronische, potentiell reversible Erkrankung beatmeter Frühgeborener [39]. Die Inzidenz der BPD korreliert eng mit dem Reifegrad der Frühgeborenen. Ca. 15 - 30% der Frühgeborenen mit einem Geburtsgewicht < 1000 g oder < 28 Schwangerschaftswochen erkranken an einer BPD, bei Frühgeborenen oberhalb von 32 Schwangerschaftswochen tritt diese Erkrankung eher selten auf.

Auch die BPD zeigt eine starke negative Korrelation zum Gestationsalter und Geburtsgewicht. Die Prävalenz beträgt für die VLBW Kinder circa 10% [24] und für die ELBW 39% [12], wobei häufig nicht zwischen den verschiedenen Schweregraden unterschieden wird.

Die BPD lässt sich schwer prognostizieren. Die Mortalität wird mit 5-10% angegeben [2]. In manchen Fällen kann auch eine schwere BPD noch ausheilen. Unabhängig vom Schweregrad der Erkrankung besteht für alle Kinder ein erhöhtes Risiko für die Entwicklung eines Asthmas bronchiale und gehäuft auftretende bronchopulmonaler Infektionen.

Die BPD ist als ein unabhängiger negativer Einflussfaktor auf die mentale und motorische Entwicklung der Frühgeborenen erkannt worden. Kinder, die eine schwere BPD hatten, weisen in ihrer Entwicklung häufiger mentale Retardierungen oder eine infantile Zerebralparese auf [38, 40].

1.2.5 Periventrikuläre Leukomalazie (PVL)

Als PVL wird eine Nekrose mit nachfolgender zystischer Umwandlung der weißen Substanz lateral der Seitenventrikel bezeichnet, die durch eine Ischämie im Grenzgebiet vaskulärer Versorgungsgebiete entstanden ist. Am häufigsten sind Kinder von dieser Schädigung betroffen, die um die 28. Schwangerschaftswoche geboren werden. Die Inzidenz liegt bei VLBW Kinder zwischen 3 und 9% [36].

Diese Läsion verläuft zunächst asymptomatisch und kann im kranialen Ultraschall oder MRT diagnostiziert werden. Die zystische Umwandlung wird erst Wochen später sichtbar. Das klinische Korrelat ist zumeist die spastische Zerebralparese, die sich zwischen dem 1. und 2. Lebensjahr manifestiert [31, 41].

1.3 Langzeitkomplikationen

Zur Spätprognose langzeitüberlebender Frühgeborener liegen unzählige Studien und Untersuchungen vor, in denen immer wieder vier wichtige Endpunkte untersucht werden, die laut WHO als eine schwere Behinderung definiert werden. Das sind: Blindheit, Taubheit, infantile Zerebralparese und mentale Retardierung.

1.3.1 Sehstörungen

Sehbehinderungen treten mit einer Inzidenz von 2-50% auf [42, 43]. Häufig wird das Ergebnis „visuelle Behinderung" nur sehr ungenau definiert oder unterschiedliche Endpunkte betrachtet. Einige Autoren werten nur die vollständige Erblindung eines oder beider Augen als Endpunkt, andere schließen auch geringfügige Auffälligkeiten wie z. B. einen Strabismus oder eine Myopie mit ein, so dass es sehr unterschiedliche Angaben bezüglich der Prävalenz von Sehstörungen gibt. In einer finnischen populationsbasierten Studie haben 23% aller ELBW eine visuelle Beeinträchtigung, wobei nur 0,5% erblindet sind [13]. Hingegen zeigen Doyle et al. in einer Langzeitstudie eine Prävalenz der Blindheit von 7% [44]. Viele Sehstörungen frühgeborener Kinder werden stark mit einer ROP > Grad II während der Neonatalperiode assoziiert.

1.3.2 Hörstörungen und Taubheit

Beeinträchtigungen des Hörvermögens findet man bei 1.5-10% aller Frühgeborenen [25]. Eine schwere Hörstörung ist als ein Hörverlust von >55dB beidseits definiert. Die Ätiologie ist sehr vielfältig. Häufig kommt eine hypoxieinduzierte Läsion des Hirnstamms, eine pränatale Cytomegalievirus - Infektion, Toxoplasmose, Medikamententoxizität (Gentamicin, Furosemid) oder eine Hyperbilirubinämie infrage [41].

Je nach Wahl der Studienpopulation schwankt die Häufigkeit einer schweren Hörstörung zwischen 3% [13] in Finnland und 5% in den Australien [44]. Es besteht eine enge Verbindung zu Geburtsgewicht und Gestationsalter. Mit niedrigerem Geburtsgewicht steigt das Risiko eines Frühgeborenen, eine

Hörstörung zu entwickeln. Auch die Anwendung ototoxischer Medikamente, wie zum Beispiel Aminoglykosidantibiotika oder Schleifendiuretika in der frühen Neonatalzeit, können zu Hörstörungen führen.

Außer den eben genannten schweren Hörstörungen werden auch leichtere Formen beschrieben. Dazu gehören Schallleitungsstörungen, leichte Schwerhörigkeit und Differenzierungsprobleme bei Hintergrundgeräuschen. Diese geringfügigen Beeinträchtigungen sind mit einer Prävalenz von 6.6% häufiger und wahrscheinlich kein spezifisches Problem frühgeborener Kinder, denn auch 5,3% der Reifgeborenen haben eine leichte Hörstörung [45].

1.3.3 Infantile Zerebralparese (ICP)

Die Zerebralparese ist eine sensomotorische Störung von Haltung und Bewegung durch eine permanente, nicht progrediente Läsion des unreifen Gehirns, die auf perinatale Komplikationen zurückzuführen ist. Sie stellt eine rein klinische Diagnose dar, die Veränderungen des Muskeltonus und Koordinationsstörungen unterschiedlichen Schweregrades beschreibt. Dabei werden die folgenden Formen unterschieden:

- Spastische Tetraplegie
- Spastische Diplegie
- Spastische Hemiplegie
- Athetose
- (Hypoton)- ataktische Form
- unspezifische Form. [46]

Die Angaben bezüglich der Häufigkeit der ICP variieren. So berichten Escobar et al in ihrer Metaanalyse von 1991 über eine Prävalenz von 7.7% [47], während das Neugeborenen-Register des Distrikts Oxford (Großbritannien) im Jahr 1989 für diese Behinderung eine Prävalenz von 2.2% [48] angibt. Aktuellere Studien zeigen eine Rate der ICP von 8% [44] bis 11% [12].

Die Ursachen der Zerebralparese werden kontrovers diskutiert und sind noch nicht vollständig geklärt. Man muss zwischen der ICP reifgeborener Kinder und der der Frühgeborenen unterscheiden. Bei den Reifgeborenen entstehen ungefähr 50% der spastischen Tetraplegien und ein Drittel der übrigen ICP - Formen auf der Basis von intrauterin erworbenen Erkrankungen.

Die Häufigkeit der Zebralparese bei Frühgeborenen korreliert sehr stark mit dem Auftreten von periventrikulären und zerebralen Infarkten, Blutungen mit anschließend zystischen Umwandlungen (Leukomalazien) infolge perinataler Hypoxie [46].

1.3.4 Mentale Retardierung

Die mentale Retardierung ist eine der am besten untersuchten Behinderungen kleiner Frühgeborener. Alle Langzeitstudien beschreiben eine erhöhte Rate von Kindern mit mentaler Retardierung.

Eine mentale Retardierung wird dann festgestellt, wenn der mentale Entwicklungsindex bzw. der IQ mindestens 2 Standardabweichungen unter dem normierten Mittelwert liegt. Im Ergebnis ihrer Langzeitstudie, in der Doyle et al. über 14 Jahre lang ELBW nachuntersucht haben, sind 6% der Kinder mental retardiert [44]. In einer weiteren Studie von Saigal et al [19] werden Häufigkeiten zwischen 15 und 26% beschrieben.

Ätiopathologisch werden die Unreife und erhöhte Vulnerabilität des frühkindlichen Gehirns für die mentale Retardierung verantwortlich gemacht. Doch viele Studien zeigen, dass noch weitere Faktoren die mentale Entwicklung eines Kindes beeinflussen. Von besonderer Bedeutung sind hier die intraventrikulären Blutungen 3. und 4. Grades, die periventrikuläre Leukomalazie, die Anzahl sauerstoffpflichtiger Tage und schwere entzündliche Erkrankungen wie die nekrotisierende Enterocolitis und die Sepsis.[24, 38, 49, 50].

Zusätzlich sind der Bildungsstand der Mutter und die sozioökonomischen Faktoren für die mentale Entwicklung entscheidend, die negativ mit der mentalen Retardierung korrelieren [50, 51].

1.3.5 Geringfügige Beeinträchtigungen

Lange Zeit standen das Überleben und die Bekämpfung schwerer Behinderungen bei Frühgeborenen im Mittelpunkt. Mit zunehmender Verbesserung der Langzeitbeobachtung dieser Patienten fallen bei anscheinend gesunden VLBW Kinder in der Schule leichte Beeinträchtigungen auf. Für diese Gruppe von Beschwerden fehlen noch immer präzise Diagnosekriterien und Skalierungen, so dass ihre geschätzte Häufigkeit mit 20-40% angegeben wird [2]. Dazu zählen unter anderem:

- Probleme der Feinmotorik und Koordination
- Sprachentwicklungsverzögerungen
- Probleme in der Mathematik (logisches Denken)
- gehäufte Verhaltensauffälligkeiten
- Probleme der visuell-motorischen und viso-konstruktiven Integration
- Konzentrationsschwäche
- Handlungsplanung.

1.4 Zielstellung dieser Arbeit

Aktuell liegen viele Ergebnisse zur Spätprognose von VLBW Kinder mit einer oder mehreren der oben genannten perinatalen Komplikationen vor. Dennoch gibt es nur wenige Erkenntnisse über die Entwicklung „unkomplizierter VLBW Kinder", d.h. Kinder mit einem Geburtsgewicht < 1500 g und ohne eine der oben beschriebenen perinatalen Komplikationen. Somit lässt sich der direkte

Zusammenhang zwischen der Frühgeburtlichkeit und dem entwicklungsneurologischen Ergebnis der VLBW Kinder nicht klären.

Wir stellten die Hypothesen auf, dass (1) die mentale Entwicklung von Frühgeborenen im Alter von einem und zwei Jahren im Vergleich zur Entwicklung Reifgeborener retardiert ist, und dass (2) die mentale Entwicklung von bilingual aufwachsenden Frühgeborenen im Alter von ein und zwei Jahren im Vergleich zu monolingual aufwachsenden Frühgeborenen retardiert ist.

Zielstellung: Wir untersuchten dementsprechend die Entwicklung von drei Neugeborenen-Kohorten longitudinal, die postnatal keine wesentliche Morbidität aufwiesen. Als Marker für den Sozialstatus wurde die Schulbildung der Mutter analysiert. In der vorliegenden Dissertation werden die Ergebnisse der Longitudinalstudie im Alter von 6 und 12 Monaten dargestellt.

2   Methodik

Diese Arbeit ist Teil der interdiziplinären Studie „Untersuchung zum Spracherwerb Frühgeborener in den ersten zwei Lebensjahren", die in Kooperation zwischen der Fakultät für Linguistik der Universität Potsdam mit dem Virchow Klinikum der Charité Berlin durchgeführt wird. Es werden die Ergebnisse der Kinder vorgestellt, die bisher im Alter von 6 und 12 Monaten untersucht wurden. Es handelt sich um eine prospektive, longitudinale Studie. Die Studie wurde von der Ethikkommission der Universität Potsdam begutachtet und positiv bewertet.

Eine Verblindung kann aus verschiedenen Gründen nicht durchgeführt werden. Einerseits werden die Untersuchungen der Frühgeborenen im Spezialpädiatrischen Zentrum (SPZ) von einem interdiziplinären Team, bestehend aus Physio- und Ergotherapeuten, Logopäden, Psychologen und Ärzten, durchgeführt, die die Studienteilnehmer häufig bereits von der neonatologischen Intensivstation kennen, weil sie dort die Kinder und deren Eltern schon betreut haben.

Andererseits leben einige Studienteilnehmer im Land Brandenburg. Um für diese zusätzliche zeitaufwendige Anfahrtswege zu vermeiden, wurden die entwicklungsneurologischen Testungen im Rahmen der Studie in die regulären Nachsorgetermine eingebunden.

Um auch unter diesen Umständen größtmögliche Objektivität zu gewährleisten, werden zwei voneinander unabhängige Untersucher eingesetzt, denen lediglich bekannt ist, zu welcher Kohorte die Kinder gehören. Weitere spezifischere Angaben erhielten sie nicht. Eine wiederholte Testung eines Kindes zu beiden Testzeitpunkten wurde vermieden. Beide Untersucher wurden von einer erfahrenen Kinderärztin angeleitet, die auch immer wieder stichprobenartig Supervisionen durchführte.

2.1 Rekrutierung

2.1.1 Fallzahlschätzung

Die erforderliche Anzahl an auswertbaren Untersuchungen für eine statistisch zuverlässige Analyse zu einem einzelnen Untersuchungszeitpunkt wurde auf 25 pro Probandengruppe geschätzt, wenn eine Differenz von 10 Punkten [52] sowohl in den BSID II Skalen als auch in den Griffiths Skalen zwischen der Kontrollgruppe (Reifgeborene) und der Testgruppe (Frühgeborene) angenommen wird. Da die linguistischen Testungen eine Probandengruppe von 50 benötigte, wurde diese Zahl übernommen.

2.1.2 Sehr untergewichtige Frühgeborene (VLBW Kinder)

Im Zeitraum vom 1.09.2004 bis zum 1.12.2006 wurden 245 Kinder mit einem Geburtsgewicht < 1500 g im Virchow-Klinikum geboren oder in den ersten 48 h dorthin verlegt, 219 (89,4%) von ihnen wurden nach Hause entlassen. Von diesen erfüllten 108 die folgenden Einschlusskriterien:
- Geburtsgewicht < 1500 g
- Gestationsalter < 37 vollendete Schwangerschaftswochen
- Einlinge
- Neonataler Verlauf ohne:

  nekrotizierende Enterokolitis > Stadium I nach Bell [27]
  schwere BPD [53]
  Intrazerebrale Blutung > Grad I nach Papile [37]
- altersentsprechende Hörschwelle (< 30 dB beidseits, Testung mittels otoakustisch Emissionen)
- unauffälliger kranialer Ultraschall bei Entlassung
- kein Hinweis auf metabolische, genetische oder syndromale Erkrankungen

Die Probanden wurden zwei verschiedenen Kohorten zugeordnet:
- Kinder, die in einem monolingualen deutschen Haushalt leben,
- Kinder, die in einem bilingualen Haushalt leben, in dem mindestens ein Elternteil deutsch spricht

Das Gestationsalter wird mit Hilfe der mütterlichen Angaben zum ersten Tag der letzten Menstruation und der 1. Ultraschalluntersuchung während der Schwangerschaft bestimmt.

VLBW Kinder mit einer NEC > Stadium I nach Bell wurden ausgeschlossen. Anhand radiologischer und klinischer Befunde wurde die NEC in die verschiedenen Schweregrade unterteilt.

Ein initialer kranialer Ultraschall wurde 48h nach der Geburt und anschließend in regelmäßigen Intervallen durchgeführt, letztmalig vor der Entlassung. Kinder mit einer intrazerebralen Blutung 3. oder 4. Grades wurden nicht eingeschlossen. Zeigten sich andere Auffälligkeiten im kranialen Ultraschall, wie z.B. ein Hydrozephalus oder eine PVL, so kamen diese Frühgeborenen ebenfalls nicht in Frage.

Während des stationären Aufenthaltes auf der neonatologischen Intensivstation wurde ein Hörscreening mit otoakustisch Emissionen durchgeführt. Führte dieses zu einem auffälligen Ergebnis wurde eine Testung mit akustisch evozierten Potentialen angeschlossen. Kinder mit einer pathologisch veränderten Hörschwelle (Hörschwelle > 30 dB einseitig oder beidseitig) wurden ebenfalls nicht berücksichtigt.

Vor ihrer Entlassung wurden die VLBW Kinder abschließend neurologisch untersucht, ein kranialer Ultraschall und eine Fundoskopie wurden durchgeführt. Verliefen diese unauffällig, konnten die Kinder in die Studie aufgenommen werden. Zu diesem Zeitpunkt wurden die Eltern über die Studie informiert und bei Interesse aufgenommen. Entsprechend der im Haushalt gesprochenen Sprachen erfolgte eine Zuordnung in eine der beiden oben genannten Gruppen. Die schriftliche Einverständniserklärung aller Eltern wurde erbeten. Einige bilinguale VLBW Kinder wurden bei der Erstvorstellung im SPZ rekrutiert. Es galten die gleichen Einschlusskriterien. Abbildung 1 zeigt den Ablauf der Rekrutierung.

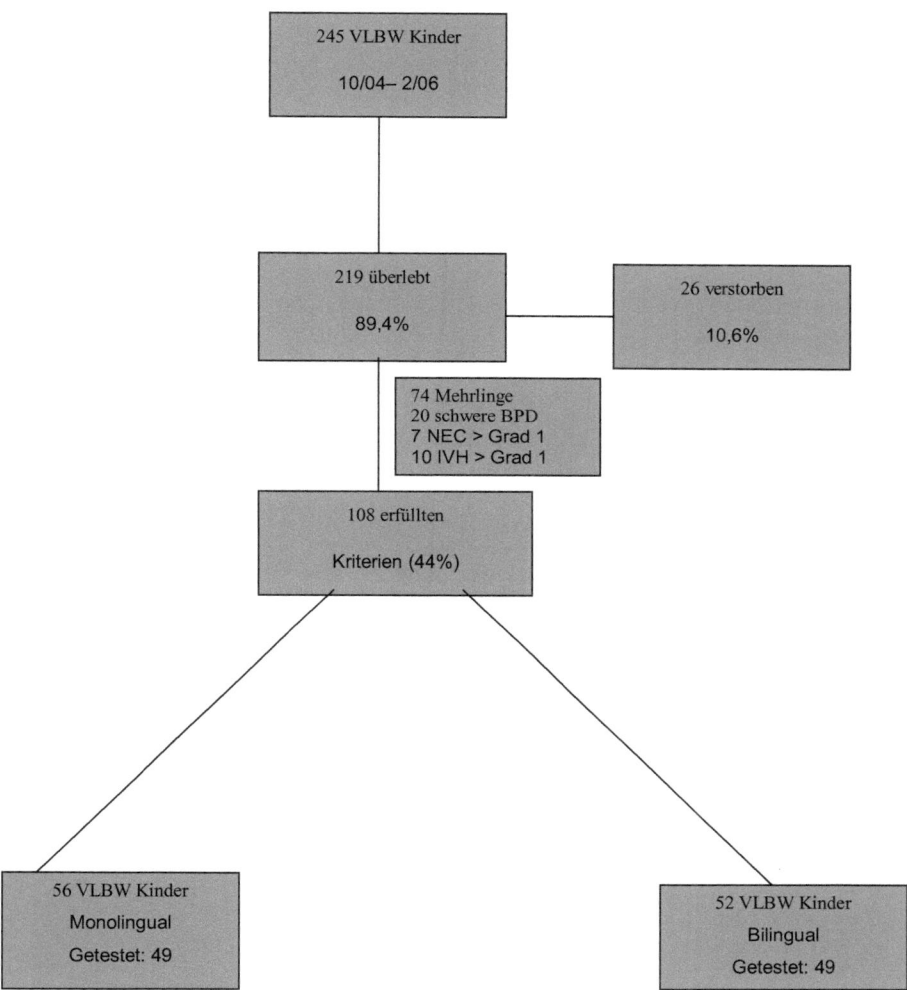

Abbildung 1: Ablauf der Rekrutierung

2.1.3 Kontrollgruppe

Für jedes Frühgeborene wurden zwei im gleichen Zeitraum reifgeborene Kinder gleichen Geschlechtes rekrutiert, wenn diese die folgenden Einschlusskriterien erfüllten:

- Neugeborenes mit einem Gestationsalter zwischen 37 + 0 und 41 + 6 SSW
- eutroph
- Spontangeburt oder Sectio aus mütterlicher Indikation oder bei Fehllage
- keine längeren gravierenden Erkrankungen während der Schwangerschaft
- monolingual deutsch aufwachsende Kinder

Eine 1:2 Rekrutierung war notwendig, weil andere Studien hohe Raten an Drop-outs in der Kontrollgruppe zeigten.

2.1.4 Drop-Outs

Tabelle 1: Durchlauf der Kinder durch die Studie im 1. Lebensjahr (Stand 22.08.2007)

	VLBW Kinder monolingual	VLBW Kinder bilingual	Reifgeborene
Rekrutiert/Drop-out insgesamt	56 / 7 (12,5)	52 / 1 (1,9)	103 / 13 (12,6)
Drop-out vor Beginn der Testungen	6	0	12
Drop-out während der Testungen	1	1	1
Keine Testung (6/12 Monate)	0/0	2/1	0/1
Noch zu testen (6/12 Monate)	0/8	3/12	0/6
Testergebnisse (6/12 Monate)	49/42	49/41	90/86

Zahlen in ( ) Angaben in Prozent

Die Tabelle 1 zeigt den Lauf der Teilnehmer durch die Studie im ersten Lebensjahr. Die Drop-out-Rate ist mit 12% identisch für die Gruppe der monolingualen VLBW Kinder und der Reifgeborenen, jedoch mit nur 2% signifikant niedriger in der Gruppe der bilingualen VLBW Kinder. Die Tabelle zeigt, dass die Drop-outs hauptsächlich vor Beginn der Testungen mit 6 Monaten erfolgten.

Ursachen der Drop-outs in den VLBW Kinder - Gruppen waren:
- Zu frühzeitige Rekrutierung (bei Rekrutierung war die Diagnose einer BPD noch nicht zu erkennen) - 2 Kinder
- Überforderung und mangelnde Compliance, soziale Schwierigkeiten - 3 Kinder
- Okzipitale PVL im poststationären kranialen Ultraschall - 1 Kind
- Alkoholembryopathie (klinisch auffällig seit dem 4. Lebensmonat) - 1 Kind

Drop-outs in der Kontrollgruppe gab es aufgrund von:
- Wegzug aus Berlin - 2 Kinder
- Überforderung und mangelnde Compliance, - 3 Kinder
- Soziale Probleme - 7 Kinder
- Verdacht auf alternierende Hemiplegie - 1 Kind (Diagnosestellung mit 18 Monaten, klinisch auffällig mit 15 Monaten)

Im Alter von 6 Monaten wurden alle verbliebenen monolingualen VLBW Kinder (49) und alle Kontrollkinder (90) getestet. In der bilingualen Kohorte konnten zwei Kinder aufgrund von Krankheit und Erblindung im Alter von 6 und 12 Monaten (47) nicht getestet werden.

Eine weitere Unterteilung der VLBW Kinder Kohorte in ELBW Kinder und VLBW Kinder war aufgrund der zu geringen Fallzahl nicht möglich.

2.2 Erfassung perinataler und sozioökonomischer Parameter

Die perinatalen Parameter wurden den neonatologischen Akten entnommen. Notiert wurden:
- Geburtsgewicht
- Gestationsalter
- Nabelschur - pH
- 5 Minuten APGAR
- Dauer der Beatmung
- Dauer des zusätzlichen O_2-Bedarfs
- Dauer des stationären Aufenthaltes

Die sozioökonomischen Daten wurden mit Hilfe der neonatologischen Akten erfasst. Einbezogen wurde auch der Fragebogen des Sozialpädiatrischen Zentrums. Es wurden erhoben:
- Das Alter der Mutter bei Entbindung
- der Familienstand bei Entbindung
- Bildungsstand der Mutter (Schulabschluss und Dauer des Schulbesuchens)

2.3 Zeitlicher Ablauf der Studie

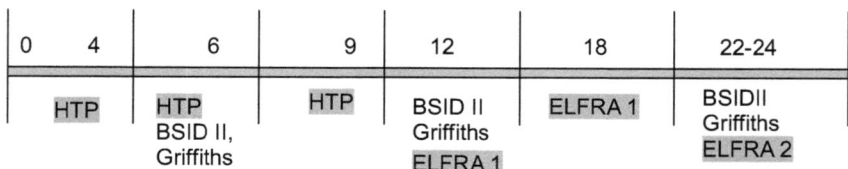

Abbildung 2: Zeitlicher Ablauf der Studie
Alter der VLBW Kinder immer korrigiert, Alter der Reifgeborenen immer chronologisch
Die grau unterlegten Untersuchungen stellen den linguistischen Teil der Studie dar.

In Abbildung 2 wird der Ablauf der Studie als Zeitstrahl dargestellt. Die Untersuchungen bestehen aus zwei Komponenten: einer linguistischen und einer entwicklungsneurologischen.

Die linguistischen Untersuchungen werden von einer Linguistin mit einem standardisierten Paradigma (Head-turn preference paradigma) im Alter von 4, 6 und 9 Monaten durchgeführt. Bei dieser Methode wird als unabhängige Variable die Dauer der Orientierungszeit gemessen, mit der sich das Kind dem akustischen Stimulus zuwendet. Die Untersuchungen dazu werden in einer Untersuchungskabine durchgeführt, in der drei verschiedene Lampen angebracht sind. Hinter zwei der Lampen, für das Kind unsichtbar, sind Lautsprecher für die akustische Stimulierung befestigt. Es wird während eines Untersuchungsdurchganges nur von einer Seite ein akustischer Reiz in Verbindung mit dem Blinken der jeweiligen Lampe präsentiert, diese wird in mehreren Durchläufen variiert. Als abhängige Variable wird die Dauer der Kopfdrehung in Richtung der Präsentationsseite während der Sprachpräsentation gemessen. Dabei werden den Kindern Silben mit unterschiedlichem Betonungsmuster (Jambus und Trochäus) präsentiert und in der Auswertung kann ersehen werden, ob das Kind das für die deutsche Sprache typische Betonungsmuster (Trochäus) bevorzugt bzw. erkennt. Zusätzlich erhalten die Eltern den Elternfragebogen 1 (ELFRA 1) zur Sprachentwicklung zum Zeitpunkt von 12 und 18 Monaten und den ELFRA 2 zum Zeitpunkt von 24 Monaten.

Die entwicklungsneurologischen Testungen werden im Alter von 6, 12 und 22 Monaten im Virchow-Klinikum von zwei unabhängigen Untersuchern durchgeführt. Bei den Frühgeborenen wird während der gesamten Studie immer das korrigierte Alter zu Grunde gelegt.

2.4 Untersuchte Endpunkte

Ziel der Studie ist es, VLBW Kinder mit einer Kontrollgruppe sowie die monolingualen und bilingualen VLBW Kinder - Gruppen untereinander entwicklungsneurologisch zu vergleichen. Dabei ist das primäre Ergebnis der Median aller Entwicklungsquotienten einer Gruppe im Vergleich zu den anderen. Weiterhin wird die individuelle Entwicklung aller Kinder aufgeschlüsselt und dazu die Unterteilung der WHO als Referenz herangezogen. Dementsprechend wurde jedes Kind in eine der drei folgenden Kategorien eingeordnet:

Tabelle 2: Einteilung der Prognose in die Kategorien normale Entwicklung, leichte Behinderung und schwere Behinderung

	Normal (+/- 1 Standardabweichung der Norm)	Leichte Behinderung (1-2 Standardabweichungen unter der Norm)	Schwere Behinderung (> 2 Standardabweichungen unter der Norm)
Griffiths Gesamt EQ			
6 Monate: (Norm: 103 +/- 11)	92 – 114	81 - 92	< 80
12 Monate: (Norm: 105 +/- 10)	95 – 115	84 – 94	< 83
Bayley Scales II (Norm: 100 +/- 15			
MDI	85 - 115	70 – 84	< 69
PDI	85 – 115	70 – 84	< 69
Sehstörungen	Keine	Strabismus, Myopie etc.	Blindheit (oder Visus schlechter als 20/200 auf dem besseren Auge)
Hörstörungen	Keine	leichte Schallleitungsstörung, erhöhte Hörschwelle	Taubheit oder Notwendigkeit eines Hörgerätes
Motorische Auffälligkeiten	Keine	Leichtgradige grobmotorische oder feinmotorische Entwicklungsverzögerung	Infantile Zerebralparese
Sonstige Auffälligkeiten	Keine	Teilleistungsstörungen Verhaltensauffälligkeiten	Behandlungsresistente Epilepsie

ICP wurde als nichtprogressive Störung des zentralen Nervensystems mit einem veränderten Muskeltonus in mindestens einer der Extremitäten definiert. (Einteilung der ICP siehe Einleitung). Da eine Zerebralparese im Alter von 6 und 12 Monaten noch nicht diagnostiziert werden kann [54], wurde der EMPP Test (Early Motor Pattern Profile) während der Nachsorgeuntersuchung im SPZ durchgeführt, mit dessen Hilfe das Risiko für die Entwicklung einer ICP gut abgeschätzt werden kann [55]. Ein Punktwert >9 mit 6 bzw. >3 mit 12 Monaten weist auf ein erhöhtes Risiko hinsichtlich einer ICP hin. In Kombination mit der neurologischen Untersuchung wurde der Punktwert als Kriterium für eine wahrscheinliche ICP gewertet.

2.5 Entwicklungsneurologische Testverfahren

Die Gruppe der monolingualen VLBW Kinder und die Kontrollgruppe wurden sowohl mit den Bayley Scales of Infant Development II (BSID II) [56] als auch den Griffiths Skalen (deutsche Version) [57] zu den drei oben genannten Zeitpunkten getestet. Die Gruppe der bilingualen VLBW Kinder wurde im Alter von 6 und 12 Monaten mit den Griffiths Skalen (deutsche Version) und mit 22 Monaten mit dem BSID II getestet. Grund für diese Einteilung ist der Ablauf der normalen neonatologischen Nachsorge am Campus Charité Virchow-Klinikum. Die Einführung des BSID II als alleiniges Testinstrument war geplant und wurde an der Kohorte der monolingualen VLBW Kinder auf seine Durchführbarkeit getestet. Die Gruppe der bilingualen VLBW Kinder durchläuft das normale Nachsorgeprogramm.

2.5.1 Griffiths Entwicklungsskalen [57]

Die Griffiths Entwicklungsskalen sind auf der Grundlage der Untersuchungen von Gesell für das Alter von 0 - 8 Jahren entwickelt und für den deutschen Sprachraum durch Brandt (1983) für die ersten beiden Lebensjahre bearbeitet worden. Der Test gliedert sich in fünf Entwicklungsdimensionen:

- A: Motorik
- B: Persönlich – soziale Entwicklung
- C: Hören und Sprechen
- D: Auge und Hand
- E: mentale Leistungen.

Für jeden Monat in jeder Dimension gibt es je zwei Aufgaben zu lösen, somit können in jeder Kategorie A-E pro Monat zwei Punkte vergeben werden. Aus der Summe der Einzelleistungen dividiert durch 10 ergibt sich das Entwicklungsalter. Wird dieses in das Verhältnis zum aktuellen Alter (in Monaten) gesetzt und mit 100 multipliziert, ergibt sich ein globaler Entwicklungsquotient, der EQ. Gleichzeitig differenziert das Testverfahren die unterschiedlichen Entwicklungsbereiche genau, d. h. jeder Subtest kann für sich einzeln beurteilt werden, z.B. die Sprache, die Motorik etc. Anlage 1 zeigt einen Griffiths – Testbogen. Aus dieser genauen Unterteilung in Unterskalen ergibt sich die Möglichkeit bei Kindern mit einer bestimmten Teilleistungsstörung diese herauszurechnen und die anderen Bereiche unabhängig zu beurteilen.

Ein Beispiel zur Berechnung des Entwicklungsalters und des Entwicklungsquotienten:

Ein Kind wurde im Alter von 6 Monaten getestet und hat in den jeweiligen Unterskalen folgende Punktwerte erreicht:

A – 10
B – 12
C – 10
D – 15
E – 10

Die Summe dieser Unterskalen beträgt 57. Wird diese durch 10 geteilt ergibt sich 5,7 (Monate), das Entwicklungsalter des getesteten Kindes. Wird dieses nun durch das Testalter des Kindes, in diesem Fall 6 Monate geteilt und mit

100 multipliziert ergibt sich der Entwicklungsquotient, hier 95. Die prädikative Validität liegt zwischen 0.32 und 0.78. Sie nimmt mit zunehmendem Alter der getesteten Kinder zu [58, 59].

2.5.2 Bayley Scales of Infant Development, 2. Auflage (BSID II) [56]

Die BSID II sind ein allgemeiner Entwicklungstest zur Beurteilung des aktuellen Entwicklungsstandes eines Kindes im Alter von 0 bis 42 Monaten. Weltweit werden die BSID II im klinischen Alltag zur Diagnose von Entwicklungsverzögerungen und als Verlaufskontrolle bei Risikokindern eingesetzt. Zusätzlich sind die BSID II ein weit verbreitetes Forschungsinstrument in der Entwicklungsneurologie.

Sie bestehen aus einer kognitiven (Mental Development Scale mit dem Mental Developmental Index MDI) und einer motorischen Skala (Psychomotor Developmental Scale mit dem Psychomotor Developmental Index PDI). Zusätzlich gibt es eine Verhaltensbeurteilung, die Aussagen über Persönlichkeitsmerkmale, emotionale Regulation und Qualität der Bewegungen macht.

Die kognitive Skala enthält Aufgaben zur Aufmerksamkeit und Wahrnehmung, zum Sozialverhalten, zur Feinmotorik, zur Vokalisierung und zum Sprachverhalten sowie zur Problemlösung. Das Ergebnis der einzelnen Aufgaben wird zu einem Mental Development Index (MDI) zusammengefasst.

Die motorische Skala testet sowohl die Körperkontrolle als auch die grob- und feinmotorische Koordination. Das Ergebnis wird im Psychomotor Development Index (PDI) ausgedrückt.
Für jede gelöste Aufgabe gibt es einen Punkt. Aus der Gesamtzahl aller Punkte einer Skala ergibt sich der Rohsummenwert für diese Skala. Dieser wird anhand einer Tabelle und in Abhängigkeit zum Testalter des Kindes in

einen Indexwert umgewandelt, den MDI bzw. PDI. Anhang 2 und 3 zeigen einen BSID II Testbogen und einen Auszug aus einer Tabelle zur Ermittlung des Indexwertes.

2.5.3 Entscheidung für diese Testverfahren

Bisher wurde die Nachsorge im SPZ des Virchow–Klinikum mit den Griffiths Skalen mit 6 und 12 Monaten standardisiert durchgeführt, an anderen Kliniken werden andere Testverfahren wie z. B. Denver II Entwicklungsskalen, ET 6-6 oder die Münchner Funktionelle Entwicklungsdiagnostik verwendet, so dass die Ergebnisse der Frühgeborenennachsorge bereits national nicht vergleichbar sind. Es gibt in Deutschland eine Initiative (GBA Beschluss) zur Standardisierung dieses Prozesses, als Testinstrument wird der Einsatz der BSID II im Alter von 24 Monaten angestrebt. Dieser Beschluss ist kürzlich relativiert worden, doch wir vertreten die Meinung, dass eine Testung mit den BSID II mit 24 Monaten aufgrund der hohen Vergleichbarkeit notwendig ist. Da sie bisher in Deutschland nur selten angewendet werden, ist ein Vergleich der Resultate, die mit den BSID II bzw. den Griffiths Skalen erzielt werden, unbedingt nötig, um einerseits über den prädikativen Wert und andererseits über die klinische Anwendbarkeit dieses Testes entscheiden zu können.

2.5.3.1 Vorteile der BSID II

1. Die BSID II zählen zu den international am besten standardisierten Testinstrumenten 1993 wurde in den USA im Rahmen der Aktualisierung der Skalen eine Standardisierungsstudie mit 1700 Kindern durchgeführt. Auch in anderen Ländern, wie zum Beispiel in Mexiko, den Niederlanden oder in Großbritannien, wurden Standardisierungsverfahren durchgeführt, die nur eine geringe Varianz der Ergebnisse im Vergleich zu der amerikanischen Standardisierung zeigen.

2. Die BSID II finden auch außerhalb der USA eine weit verbreitete Anwendung in der Forschung und im klinischen Alltag. Infolgedessen ist ein internationaler und nationaler Vergleich besser möglich.
3. Die BSID II sind ein Power-Test, die in ihrer Anwendung genormt sind, dem Testleiter aber eine variable Durchführung erlauben. In einem Power-Test sind die Items nach zunehmendem Schweregrad geordnet und werden dem Kind in dieser Reihenfolge präsentiert.
4. Zu den BSID II gehört eine Verhaltensskala, die im Anschluss an den Test vom Testleiter ausgefüllt wird und eine bessere Einschätzung des Testergebnisses erlaubt.
5. Für die BSID II gibt es Angaben zur Objektivität, Split-half-Reliabilität und Retest-Untersuchungen. Weiterhin liegen Standardmessfehler und kritische Differenzen vor.
6. Für die BSID II gibt es verschiedene Validierungsstudien, die die Konstrukt-Validität, die prädikative und die inhaltliche Validität und die Unterscheidungsvalidität bestätigen. [60]

2.5.3.2 Anwendung in Deutschland

Bisher gibt es für die BSID II keine deutschen Normwerte, auch ein Grund dafür, weshalb dieser nur selten im klinischen Alltag eingesetzt wird, sondern fast ausschließlich im Rahmen von klinischen Studien zur Anwendung kommt. In der Frühgeborenennachsorge des Universitätsklinikums Heidelberg und im Virchow-Klinikum in Berlin erfolgt die Testung der Risikokinder im Alter von 24 Monaten mit dem BSID II. Das Interesse an diesem Testinstrument ist in Deutschland aus den oben bereits erläuterten Gründen sehr groß. Sozialpädiatrische Zentren beginnen zunehmend mit den BSID II zu arbeiten, so z. B. die in Würzburg, Stuttgart, Esslingen, Tübingen, Göppingen und auch die Kinderklinik in Münster.

2.5.4 Early Motor Pattern Profile nach Morgan und Aldag (EMPP)

Der EMPP ist eine Zusammenstellung von typischen neurologischen Befunden bei Patienten mit einer Zerebralparese, die in einem organisierten Format für den klinischen Alltag zusammengestellt wurden. Es ist ein Screening-Instrument, um gefährdete Kinder frühzeitig im Alter von 6 und 12 Monaten zu erkennen und einer Förderung zuzuführen [55].

Verschiedene Studien zeigen, dass eine ICP mit einem Jahr nicht sicher diagnostiziert werden kann. Häufig sind im 1. Lebensjahr noch motorisch auffällige Kinder im Schulalter normal entwickelt [61].

Aus diesem Grund wurden für die neurologischen Untersuchungen der Studie der EMPP zusätzlich verwendet, um das Risiko einer CP ungefähr abschätzen und rechtzeitig über eine frühe Intervention entscheiden zu können. Der EMPP überprüft 15 verschiedene Items, die jeweils mit 0 - 2 Punkten bewertet werden. Die EMPP-Werte mit 6 und 12 Monaten zeigten eine enge Korrelation zu den motorischen Ergebnissen mit 36 Monaten [55].

2.5.5 Statistische Verfahren

Zur Erfassung und Auswertung der Daten wurde das Statistikprogramm SPSS 12.0 für Windows verwendet. Bei zwei nicht von einander abhängigen Stichproben erfolgte die Analyse der Daten mit dem Mann-Whitney-U-Test für nichtparametrische Stichproben. Der Kruskal-Wallis-H-Test wurde für mehrere unabhängige Stichproben verwendet. Zum Vergleich kategorischer Variablen wurde der χ^2-Test verwendet, bei Zellengrößen < 5 der Fisher's Exact Test. Alle statistischen Tests erfolgten zweiseitig. Testergebnisse mit $p < 0{,}05$ wurden als signifikant angenommen. Der Einfluss der verschiedenen sozio-ökonomischen und biologischen Faktoren auf die Entwicklung der Kinder wurde mittels einer multiplen linearen Regressionsanalye untersucht.

Vor Ausführung der statistischen Berechnung wurde die Normalverteilung der Daten mit Hilfe des Kolmogorov-Smirnov-Tests vorgenommen. Die Abbildungen 3-5 zeigen, dass die Ergebnisse aller drei Kohorten einer Gauß'schen Normalverteilung unterliegen. Obwohl in den hier untersuchten Kohorten eine Normalverteilung vorhanden zu sein scheint, wurden dennoch verteilungsfreie Tests verwendet, da bei diesen kleinen Kohorten eine fehlerhafte Berechnung vorliegen könnte. Korrelationen wurden zweiseitig und linear (Pearson) berechnet.

Normalverteilung der Ergebnisse des Griffiths im Alter von 6 Monaten

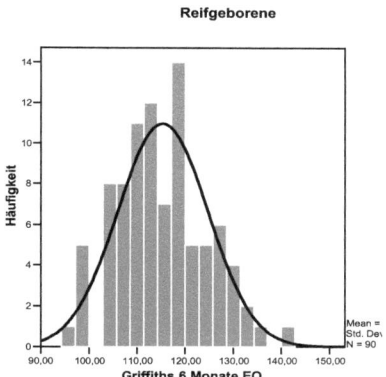

Abbildung 3: Häufigkeitsverteilung des globalen EQ mit 6 Monaten in der Kontrollgruppe

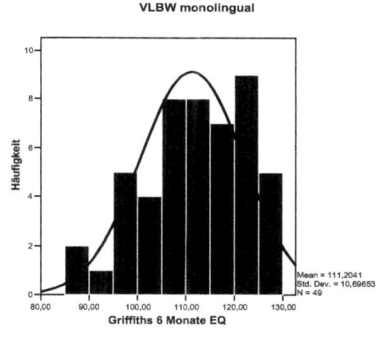

Abbildung 4: Häufigkeitsverteilung des globalen EQ mit 6 Monaten in der Gruppe der monolingualen VLBW KINDER

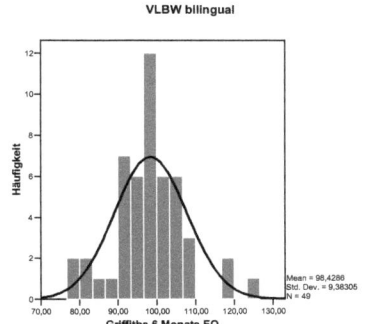

3 Ergebnisse

An den Untersuchungen im Alter von 6 und 12 Monaten nahmen 49 monolingual deutsch - und 52 bilingual aufwachsende Frühgeborene sowie 90 Reifgeborene teil. Der Durchlauf der Kinder durch die Testungen (aktueller Stand vom 22.08.2007) ist in Tabelle 1 dargestellt. Zum jetzigen Zeitpunkt wurden alle Studienteilnehmer mit 6 Monaten untersucht und mit 12 Monaten wurde eine ausreichende Anzahl von Kindern getestet, um eine statistisch relevante Aussage treffen zu können.

3.1 Perinatale Parameter

Tabelle 3 zeigt die perinatalen Parameter der beiden VLBW Kinder - Kohorten und der Reifgeborenen im Vergleich.

Tabelle 3: Perinatale Faktoren im Vergleich für die drei Gruppen

(Median) (25./75. Quartilen)	VLBW Kinder		Reifgeborene	p-Value	
	Monolingual	Bilingual			
Geburtsgewicht (g)	960 (717,5 /1245)	1065 (915/1282,5)	3600 +/- 447,91 (3220/3910)	Mono-bilingual: VLBW Reifgeborene:	0,140 < 0,001
Gestationsalter (vollendete SSW)	27 (26/30)	28 (26/31)	40 +/- 1,05 (39/40)	Mono-bilingual: VLBW Reifgeborene:	0,089 < 0,001
Nabelschnur-pH	7,29 (7,25/7,33)	7,29 (7,26/7,33)	7,28 +/- 0,04 (7,24/7,33)	Mono-bilingual: VLBW Reifgeborene:	0,643 0,022
5 min APGAR (Median)	7 (6/9)	8 (7/8)	10 +/- 0,52 (10/10)	Mono-bilingual: VLBW Reifgeborene:	0,650 < 0,001
Stationärer Aufenthalt (Tage)	60 (38,5/87)	50 (39/70)	0	Mono-bilingual:	0,158
Beatmung (Tage)	1 (0/7,5)	1 (0/4)	0	Mono-bilingual:	0,478
Gesamttage O_2 (Tage)	7 (1/26,5)	3 (1/19)	0	Mono-bilingual:	0,256
Geschlechterverhältnis Männlich Weiblich	29 (59,2)[1] 20 (40,8)	26 (49,1) 27 (50,9)	47 (52,2) 43 (47,8)	Chi-Quadrat:	1,104 p = 0,576
Verhältnis ELBW: VLBW	26:23 (53:47)	21:32 (40:60)			

[1] Zahlen in ( ) Angaben in %

Zwischen den beiden Frühgeborenen-Kohorten gibt es keine signifikanten Unterschiede bezüglich der perinatalen Parameter, dennoch waren die bilingualen Frühgeborenen tendenziell schwerer, älter und wurden nicht so lange maschinell beatmet.

Die Reifgeborenen sind bei Geburt erwartungsgemäß signifikant schwerer und älter und zeigten postnatal keine Adaptionsstörungen, die einen stationären Aufenthalt notwendig gemacht hätten.

3.2 Soziökonomische Faktoren

Die folgende Tabelle 4 gibt einen Überblick über die soziökonomischen Faktoren der drei Gruppen. Es wurden der Bildungsstand der Mutter, definiert über den Schulabschluss und die Dauer des Schulbesuchs, sowie der Familienstand erhoben.

Tabelle 4: soziökonomische Daten im Vergleich für die 3 Kohorten

		VLBW Kinder		Reifgeborene	
		Monolingual	Bilingual		Signifikanz
Bildungsstand der Mutter	Kein Abschluss	1 (2)[1]	9 (21)[1]	0	Chi-Quadrat: 47,742
	Hauptschule	7 (15)[1]	9 (21)[1]	1 (2)[1]	Mono-Bi: < 0,001
	Realschule	21 (44)[1]	11 (26)[1]	11 (20)[1]	Mono-Reif: < 0,001
	Abitur	19 (40)[1]	14 (33)[1]	44 (79)[1]	
Dauer des Schulbesuchs der Mutter (Jahre)		11,17 (9-13)[2]	10,51 (6-13)[2]	12,25 (10-13)[2]	Mono-Bi: 0,064 Mono-Reif: 0,002
Familienstand bei Entbindung	Getrennt	3 (6)[1]	6 (12)[1]	2 (2)[1]	Chi-Quadrat: 19,241
	Partnerschaft	26 (54)[1]	9 (18)[1]	29 (32)[1]	Mono-Bi: < 0,001
	verheiratet	19 (40)[1]	34 (69)[1]	59 (66)[1]	Mono-Reif: < 0,001

[1] Zahlen in ( ) in %; [2] Zahlen in ( ) 25. und 75. Quartile

In allen drei Parametern des sozialen Status zeigen sich signifikante Unterschiede insbesondere zwischen der Gesamtgruppe der VLBW Kinder und den Reifgeborenen, aber auch zwischen den beiden VLBW Kinder - Kohorten. Verglichen mit denen der monolingualen und der bilingualen VLBW Kinder hat ein signifikant größerer Anteil der Mütter der reifgeborenen Kinder die Schule mit dem Abitur beendet. Der Anteil der Mütter mit Gymnasialabschluss ist in der Kohorte der monolingualen VLBW Kinder höher als in der der bilingualen. Dieser Unterschied erreicht jedoch keine Signifikanz. Diese Verteilung spiegelt sich auch in der Dauer des Schulbesuches der Mütter in diesen Kohorten wider: Reifgeborene > monolinguale VLBW Kinder > bilinguale VLBW Kinder. Betrachtet man die Ergebnisse der Erhebung des Familienstandes, so ergeben sich signifikante Unterschiede zwischen Früh- und Reifgeborenen. Die größte Zahl alleinerziehender Eltern findet man in der Gruppe der bilingualen VLBW Kinder, die geringste in der Kontrollgruppe, jedoch sind diese Fallzahlen zu gering, um eine signifikante Aussage zu treffen. In den Kohorten der Reif- und der bilingualen Frühgeborenen sind die meisten Elternpaare verheiratet. Definiert man jedoch den Familienstand binomial (getrennt lebend im Vergleich zu fester Partnerschaft, und feste Partnerschaft wiederum definiert als zusammenlebend verheiratet bzw. zusammenlebend unverheiratet) ergibt sich ein anderes Bild. 98% der Eltern reifgeborener Kinder, 94% der Eltern monolingualer Kinder und nur 88% der bilingualen Eltern leben in einer festen Partnerschaft. Es wird deutlich, dass die bilingualen Frühgeborenen im Vergleich zu den monolingualen VLBW Kinder und Reifgeborenen in Hinsicht auf ein stabiles soziales Umfeld benachteiligt sind. Eine deutliche Abstufung findet sich in den Parametern Familienstand und Schulbildung der Mutter. Reifgeborene > monolinguale VLBW Kinder > bilinguale VLBW Kinder.

3.3 Entwicklungsneurologische Ergebnisse mit 6 Monaten

Tabelle 5 zeigt den Median, die 25. und 75. Perzentile des globalen Entwicklungsquotienten der Griffiths Skalen für die 3 Kohorten. Ein EQ zwischen 92 und 114 entspricht einer normalen Entwicklung (+/- 1 Standardabweichung), eine leichte Entwicklungsverzögerung wird als EQ zwischen 81 und 91,9 definiert, eine schwere Entwicklungsverzögerung als EQ < 80,9. Weiterhin werden der Median, die 25. und 75. Perzentile des MDI und PDI des BSID II für die monolingualen VLBW Kinder im Vergleich zu den Reifgeborenen wiedergegeben. Eine moderate Entwicklungsverzögerung ist als Ergebnis zwischen 70 - 85 definiert, eine schwere Verzögerung wird durch einen MDI/PDI <70 ausgedrückt.

Tabelle 5: Globaler EQ, MDI und PDI im Alter von 6 Monaten

(Median) 25./75. Perzentile)	VLBW Kinder		Reifgeborene	p-Value
	Monolingual	Bilingual		
EQ (Griffiths)	113 (104/122)	100 (93/103,5)	114,5 (108,75/121)	Mono-Bi: < 0,001 Mono-Reif: 0,078
MDI (BSID II)	100 (89,50/110)		100 (95,50/107)	Mono-Reif: 0,816
PDI (BSID II)	88 (73/97)		94 (82/104)	Mono-Reif: 0,006

Griffiths Skalen:

Legt man die standardisierten Testnormwerte zugrunde, zeigen alle drei Gruppen im Alter von 6 Monaten eine durchschnittlich normale Entwicklung (+/- 1 Standardabweichung), die Reifgeborenen sogar eine Entwicklung im oberen Normbereich (> 2 Standardabweichungen). Ein signifikanter Unterschied zwischen den monolingualen VLBW Kindern und den Reifgeborenen (p = 0,078) besteht nicht. Im Gegensatz dazu sind die bilingualen VLBW Kinder signifikant schlechter (p < 0,001) als die monolingualen. Setzt man die Ergebnisse der Kontrollgruppe als Sollwert, so sind die bilingualen VLBW

Kinder mehr als eine Standardabweichung schlechter, d. h. die bilingualen VLBW Kinder sind leicht entwicklungsverzögert.

Bayley Scales of Infant Development:
Im Alter von 6 Monaten gibt es zwischen den monolingualen VLBW Kindern und den Reifgeborenen keinen signifikanten Unterschied ($p = 0,816$) in der mentalen Entwicklung (MDI), beide Gruppen weisen eine normale Entwicklung auf. Sowohl die monolingualen VLBW Kinder als auch die Reifgeborenen zeigen eine altersentsprechende psychomotorische Entwicklung, jedoch sind die VLBW Kinder signifikant schlechter ($p < 0,05$). Zusammenfassend lässt sich sagen, dass mit 6 Monaten zwischen monolingualen Frühgeborenen und Reifgeborenen keine signifikanten Unterschiede in der mentalen Entwicklung bestehen, jedoch haben die bilingualen VLBW Kinder zu diesem Zeitpunkt einen signifikant niedrigeren Entwicklungsquotienten und sind im Vergleich zur Kontrollgruppe leicht entwicklungsverzögert.

3.4 Entwicklungsneurologische Ergebnisse mit 12 Monaten

Tabelle 6: Globaler EQ, MDI und PDI mit 12 Monaten

(Median, 25./75. Perzentile)	VLBW Kinder		Reifgeborene	
	Monolingual	Bilingual		p-Value
EQ (Griffiths)	103 (94,8/108)	96 (92/99)	107 (102/111)	Mono-Bi: 0,005 Mono-Reif: 0,001
MDI (BSID II)	100 (86/111)		109 (99/115)	Mono-Reif: 0,003
PDI (BSID II)	90 (81/110)		89 (77,8/101)	Mono-Reif: 0,611

Tabelle 6 zeigt Median, die 25. und 75. Perzentile des globalen Entwicklungsquotienten der Griffiths Skalen für die 3 Kohorten. Ein globaler EQ zwischen 95 und 115 entspricht einer normalen Entwicklung (+/- 1 Standardabweichung), von einer leichten Entwicklungsverzögerung spricht man, wenn der EQ im Bereich zwischen 84 und 94,9 liegt, eine schwere Entwicklungsverzögerung wird mit einem EQ < 83,9 beschrieben.

Weiterhin werden der Median, die 25. und 75. Perzentile des MDI und PDI des BSID II für die monolingualen VLBW Kinder im Vergleich zu den Reifgeborenen wiedergegeben. Die Einteilung erfolgt wie bereits im Punkt 3.3 beschrieben.

Griffiths Skalen:

Legt man die standardisierten Testnormwerte zugrunde, so entwickeln sich sowohl Frühgeborene als auch Reifgeborene im Alter von 12 Monaten altersgerecht. Der globale Entwicklungsquotient der Reifgeborenen ist zu diesem Testzeitpunkt signifikant höher ($p = 0,001$) als der der monolingualen VLBW Kinder. Die monolingualen VLBW Kinder wiederum sind in ihrer durchschnittlichen Entwicklung signifikant besser ($p = 0,005$) als die bilingualen VLBW Kinder.

Setzt man die Ergebnisse der Reifgeborenen als Sollwert, so sind die bilingualen VLBW Kinder auch mit 12 Monaten mehr als eine Standardabweichung schlechter als die Reifgeborenen. d. h. im Vergleich zur Kontrollgruppe ist eine leichte Entwicklungsverzögerung für die bilingualen VLBW Kinder zu diagnostizieren.

Bayley Scales of Infant Development:

Die monolingualen VLBW Kinder entwickeln sich sowohl motorisch als auch mental altersentsprechend. In ihrer mentalen Entwicklung sind sie signifikant schlechter ($p = 0,003$) als die gleichaltrige Kontrollgruppe. Der im Alter von 6 Monaten bestehende Unterschied in der motorischen Entwicklung zwischen den beiden Kohorten ist mit 12 Monaten nicht mehr sichtbar ($p = 0,611$).

Die 12-Monatsergebnisse belegen, dass die monolingualen VLBW Kinder zwar einen altersgerechten Entwicklungsstand, jedoch nicht das Niveau der Kontrollgruppe erreichen. Bilinguale VLBW Kinder hingegen sind auch mit 12 Monaten leicht entwicklungsverzögert.

Obwohl die Entwicklung der monolingualen VLBW Kinder altersentsprechend verläuft, deutet die hohe Standardabweichung auf eine starke Streuung der Ergebnisse in beiden Entwicklungsskalen hin. Deswegen ist es notwendig, die Ergebnisse zu klassifizieren, um die Kinder herauszufinden, die eine leichte bzw. schwere Entwicklungsverzögerung haben.

Tabelle 7: Klassifizierung der BSID II Ergebnisse

			Monolinguale VLBW Kinder	Reifgeborene
Altersentsprechende Entwicklung	> 2 SD (>115)	MDI	7 (17)	23 (27)
		PDI	7 (17)	11 (13)
	+/- 1 SD (85-114)	MDI	25 (61)	58 (67)
		PDI	23 (56)	43 (50.0)
Leichte Entwicklungsverzögerung	> -1 SD – 2 SD (70-84)	MDI	6 (15)	5 (6)
		PDI	4 (10)	23 (27)
Schwere Entwicklungsverzögerung	> - 2 SD (< 70)	MDI	3 (7)	0
		PDI	7 (17)	9 (11)

Zahlen in ( ) in %

78 % der monolingualen VLBW Kinder haben im Alter von 12 Monaten eine altersentsprechende mentale Entwicklung im Vergleich zu 94 % der Reifgeborenen. 22 % der monolingualen Frühgeborenen sind entwicklungsverzögert, davon 7 % schwer. 6 % der Kinder der Kontrollgruppe sind leicht entwicklungsverzögert, keines von ihnen schwer. Dieser Unterschied erreicht mit p = 0,018 Signifikanzniveau. Eine größere Anzahl der monolingualen VLBW Kinder entwickelt sich motorisch altersentsprechend: 73 % der monolingualen VLBW Kinder im Vergleich zu 63 % der Reifgeborenen. 27 % der Frühgebo-

renen sind zu diesem Zeitpunkt motorisch entwicklungsverzögert, 17 % von ihnen schwer. Auch 38 % der Reifgeborenen sind ebenfalls motorisch entwicklungsverzögert, 11 % von ihnen schwer. Diese Unterschiede erreichen jedoch keine Signifikanz (p = 0,152).

Obwohl die monolingualen VLBW Kinder im Durchschnitt normal entwickelt sind, ist doch im Vergleich zu den Reifgeborenen eine signifikante Anzahl von Kindern mental entwicklungsverzögert. In den Abbildungen 6 und 7 ist dieses Ergebnis graphisch dargestellt.

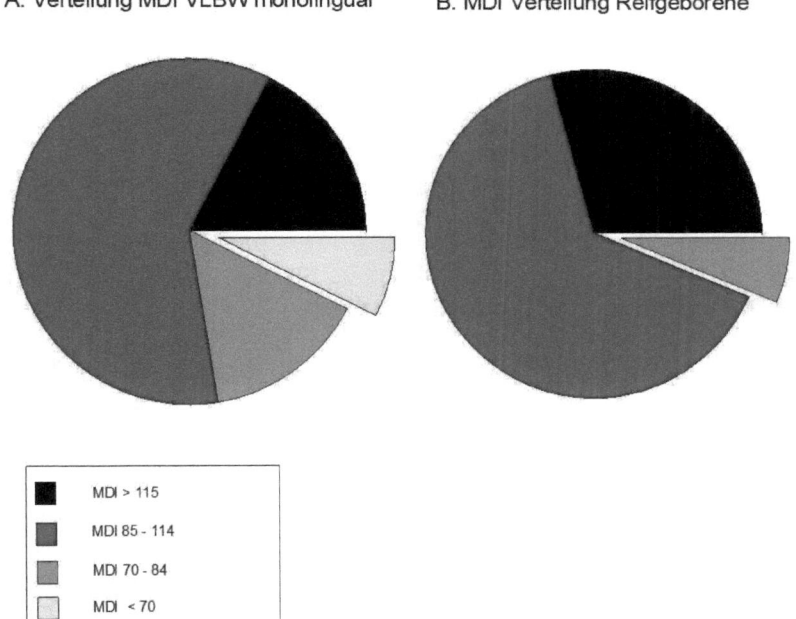

Abbildung 6: Verteilung der MDI Klassen für monolinguale VLBW Kinder und die Kontrollgruppe

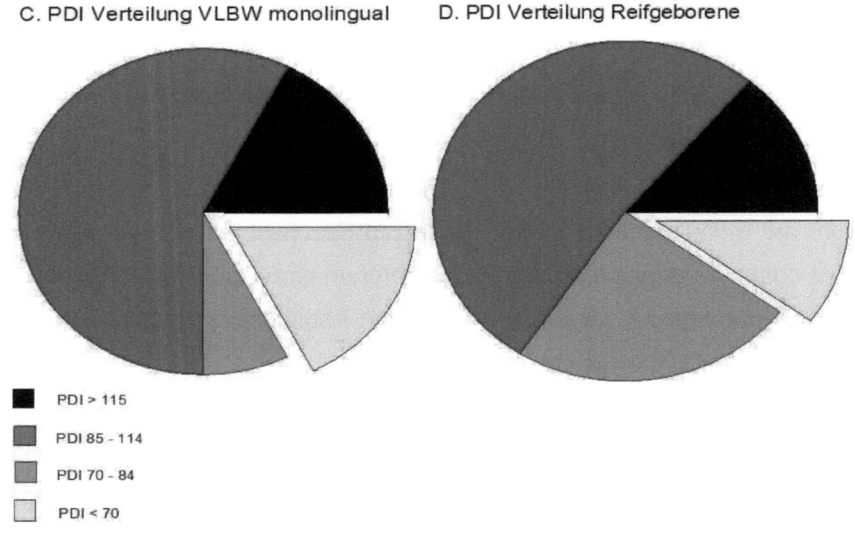

Abbildung 7: Verteilung der PDI Klassen für monolinguale VLBW Kinder und die Kontrollgruppe

3.5 Sprachentwicklung mit 6 und 12 Monaten

Zahlreiche Langzeitstudien über VLBW Kinder beschreiben deutliche Sprachentwicklungsverzögerungen [51, 62, 63] dieser Kinder. Deswegen wurde in unseren Untersuchungen ein besonderes Augenmerk auf diesen Teilbereich der Entwicklung gelegt. Zur Beurteilung der Sprachentwicklung mit einem Jahr wurde die Unterskala der Griffiths Skalen Hören und Sprechen angewandt. Tabelle 8 zeigt den Median, die 25. und 75. Perzentile für die Unterskala Hören und Sprechen für die drei Kohorten im Alter von 6 und 12 Monaten im Vergleich.

Tabelle 8: Entwicklungsquotient Unterskala Hören und Sprechen mit 6 und 12 Monaten

	VLBW Kinder		Reifgeborene	
Median 25./75. Perzentile	Monolingual	Bilingual		p-Wert
EQ 6	116 (102,5/127)	95 (86/101)	119 (107/131)	Mono-Bi: < 0,001 Mono-Reif: 0,159
EQ 12	96 (91,8/107)	96 (90/100)	102 (93/107)	Mono-Bi: 0,220 Mono-Reif: 0,270

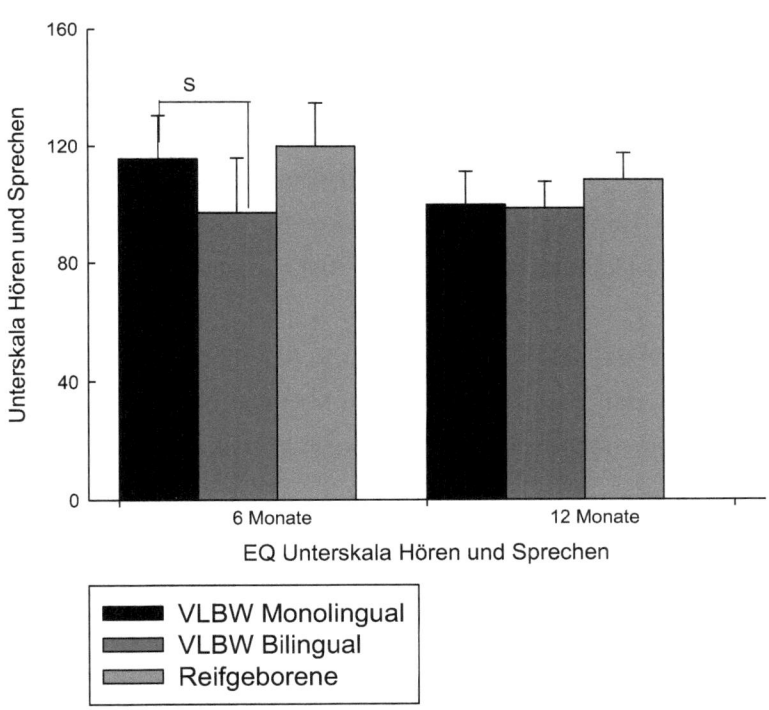

Abbildung 8: Die Unterskala Hören und Sprechen des Griffiths für die 3 Kohorten im Vergleich im Alter von 6 und 12 Monaten

Abbildung 8 zeigt die Auswertung der Unterskala Hören und Sprechen im Alter von 6 und 12 Monaten. Legt man die standardisierten Testnormwerte zugrunde, sind sowohl Frühgeborene als auch Reifgeborene zu beiden Testzeitpunkten sprachlich altersentsprechend entwickelt. Somit besteht kein signifikanter Unterschied zwischen der Kontrollgruppe und den monolingualen VLBW Kinder (p = 0,159 (6 Monate) p = 0,270 (12Monate)).

Die monolingualen VLBW Kinder sind zum Zeitpunkt von 6 Monaten in ihrer durchschnittlichen Sprachentwicklung signifikant besser (p < 0,001) als die bilingualen VLBW Kinder zu diesem Zeitpunkt. Im Alter von 12 Monaten ist das nicht mehr der Fall (p = 0,220).

Werden die Ergebnisse der Reifgeborenen als Sollwert gesetzt, so ist der EQ dieser Unterskala für die bilingualen VLBW Kinder mit 6 Monaten mehr als eine Standardabweichung niedriger als der der Reifgeborenen, d. h. die bilingualen VLBW Kinder sind mit 6 Monaten in ihrer Sprachentwicklung noch leicht verzögert, mit 12 Monaten ist dieses nicht mehr zu erkennen.

Somit ergibt sich folgendes Bild: Die bilingualen VLBW Kinder holen bis zum Alter von 12 Monaten den zum Zeitpunkt von 6 Monaten noch bestehenden Rückstand in der Sprachentwicklung gegenüber den monolingualen VLBW Kindern auf.

3.6 Entwicklungsprofil mit 12 Monaten

Da es signifikante Unterschiede im globalen Entwicklungsquotienten der Griffiths Skalen zwischen den drei Kohorten mit der Reihenfolge Reifgeborene > VLBW Kinder monolingual > VLBW Kinder bilingual gibt, ist es von Interesse, zu untersuchen, ob diese Unterschiede alle Entwicklungsbereiche oder nur spezifische betreffen. Dazu haben wir die Unterskalen der Griffiths Skalen ausgewertet. Tabelle 9 zeigt den Median, 25. und 75. Perzentile der einzelnen Unterskalen für die drei Kohorten. Legt man die standardisierten Testwerte zugrunde, ist generell festzustellen, dass alle 3 Gruppen in allen Unterskalen eine normale Entwicklung zeigen.

Die Aufgliederung belegt, dass die Reifgeborenen in allen aufgeführten Bereichen signifikant besser sind als die monolingual VLBW Kinder und somit kein spezifischer Bereich der Entwicklung für die Unterschiede im globalen EQ verantwortlich ist.

Tabelle 9: Entwicklungsprofil mit 12 Monaten

(Median, 25. und 75. Perzentile)	VLBW Kinder		Reifgeborene	p-Value
	Monolingual	Bilingual		
Motorik	97 (88/114,3)	97 (90/103)	102 (96,5/113)	Mono-Bi: 0,584 Mono-Reif: 0,053
Persönlich + Sozial	108 (99,8/116)	96 (92/102,5)	113 (107,8/118)	Mono-Bi: < 0,001 Mono-Reif: 0,004
Auge + Hand	104 (98,8/114)	95 (92/99,5)	109 (105/113,3)	Mono-Bi: < 0,001 Mono-Reif: 0,002
Mentale Leistungen	100 (92/106,5)	98,00 (93/103,5)	108 (102/114)	Mono-Bi: 0,594 Mono-Reif: <0,001

Zwischen den beiden VLBW Kinder - Gruppen bestehen signifikante Unterschiede in der Subskala Persönlich-Sozial und Auge-Hand-Koordination, so dass die Ursache für die signifikante Differenz im globalen Entwicklungsquotienten zwischen den beiden Frühgeborenen-Gruppen auf diese beiden Bereiche zurückzuführen ist.

Werden die Ergebnisse der VLBW Kinder-Kohorten auf die Kontrollgruppe bezogen, so liegen die bilingualen VLBW Kinder in den Skalen Auge-Hand und mentale Leistungen eine Standardabweichung unter dem EQ der Reifgeborenen in den jeweiligen Subskalen und sind folglich leicht entwicklungsverzögert. Für die monolingualen VLBW Kinder trifft dieses nicht zu. Somit wird deutlich, dass die Differenz im globalen EQ zwischen den monolingualen

VLBW Kindern und den Reifgeborenen keinen einzelnen spezifischen Entwicklungsbereich betrifft, sondern sich aus der Summe von leichten Rückständen in allen Teilbereichen ergibt. Ein anderes Bild ergibt sich beim Vergleich der beiden VLBW Kinder-Gruppen: Die bilingualen VLBW Kinder weisen ausschließlich in ihrer Sozialentwicklung und in der Ausbildung der Feinmotorik Rückstände gegenüber den monolingualen VLBW Kindern auf.

3.7 Neurologisches und sensorisches Outcome mit 12 Monaten

Alle Frühgeborenen hatten bei Entlassung von der neonatologischen Intensivstation einen unauffälligen neurologischen Status. Eine neurologische Untersuchung wurde bei Erstvorstellung im SPZ, sowie mit 6 und 12 Monaten von einem erfahrenen Pädiater im Rahmen der Nachsorge im SPZ durchgeführt. Tabelle 10 zeigt das neurologische und sensorische Outcome der 3 Gruppen im Alter von 12 Monaten. Dafür wurden nur die 4 folgenden schweren Beeinträchtigungen erfasst: Zerebralparese, Blindheit, Taubheit und schwere mentale Entwicklungsverzögerung. Die Erfassung geringerer Problemfelder erscheint im Alter von 12 Monaten noch nicht sinnvoll. Da eine Zerebralparese erst nach dem 2. Lebensjahr sicher diagnostiziert werden kann, wurde der EMPP verwendet. Ein Wert > 3 wurde als Verdacht auf eine Zerebralparese gewertet und erfasst.

Tabelle 10: Häufigkeit der schwereren Beeinträchtigungen für die 3 Kohorten im Vergleich

	VLBW Kinder		
	Monolingual	Bilingual	Reifgeborene
Blindheit	0	1 (2,5)	0
Taubheit	0	0	0
CP	3 (7,5)	1 (2,5)	0
Schwere Entwicklungsverzögerung	3 (7,5)	0	0

Zahlen in ( ) Angaben in %

Drei Kinder der monolingualen VLBW Kinder haben schwere motorische Auffälligkeiten im Sinne einer ICP. Kein Kind dieser Gruppe hat sensorische Beeinträchtigungen. Drei Kinder sind schwer entwicklungsverzögert. Somit weisen insgesamt 15 % dieser Kohorte eine schwere Behinderung auf.

In der Gruppe der bilingualen VLBW Kinder ist ein Kind im Sinne einer ICP auffällig und eines ist aufgrund Katarakt–Operationen einseitig blind, so dass in dieser Kohorte 5 % der Kinder schwer beeinträchtigt sind. In der Kontrollgruppe gibt es keine Kinder mit schweren Auffälligkeiten. Die Rate schwerer Beeinträchtigungen ist in der monolingualen VLBW Kinder-Gruppe größer als die in der bilingualen und sie ist auch in beiden VLBW Kinder-Gruppen höher als in der Kontrollgruppe.

In der gesamten Kohorte der VLBW Kinder (monolingual und bilingual)
- haben 4 Kinder einen ungünstigen EMPP mit Werten über >3 im Sinne einer ICP
- ist 1 Kind einseitig blind, das andere Auge hat einen verminderten Visus
- ist kein Kind taub
- hat kein Kind eine schwere Entwicklungsverzögerung nach Testung mit den Griffiths Skalen (3 der VLBW Kinder monolingual jedoch im BSID II)

Somit haben 5 % (4 % ICP + 1 % Blindheit) aller VLBW Kinder eine schwere Beeinträchtigung. Rechnet man jedoch die Anzahl der Kinder, die in der Testung mit den BSID II schwer entwicklungsverzögert waren, hinzu, so beträgt die Rate 12,3 %.

3.8 Vergleich BSID II mit den Griffiths Skalen

Tabelle 12 vergleicht die Ergebnisse beider Testverfahren zum Zeitpunkt von 6 und 12 Monaten. Dabei wurde die monolinguale VLBW Kinder-Gruppe mit der Kontrollgruppe verglichen. Es erfolgt die bereits wiederholt verwendete Klassifizierung der Ergebnisse nach folgendem Schema:

1. Normale Entwicklung (+/- 1 Standardabweichung sowie beschleunigte Entwicklung +2 Standardabweichungen)
2. leichte Entwicklungsverzögerung (- 1 - -2 Standardabweichungen)
3. schwere Entwicklungsverzögerung (< -2 Standardabweichungen)

Tabelle 11: Vergleich Griffiths Skalen mit MDI des BSID II mit 6 und 12 Monaten unterteilt nach Entwicklungsstand für die Gruppen monolinguale VLBW Kinder und Reifgeborene

	VLBW Kinder monolingual				Reifgeborene			
	6 Monate		12 Monate		6 Monate		12 Monate	
	Griffiths	MDI	Griffiths	MDI	Griffiths	MDI	Griffiths	MDI
1	94%	83%	7%	78%	100%	93%	100%	94%
2	6%	14%	24%	15%	0	7%	0	6%
3	0	2%	0	7%	0	0	0	0

1 = Normale Entwicklung, 2 = leichte Entwicklungsverzögerung, 3 = schwere Entwicklungsverzögerung

Korrelation zwischen den beiden Testverfahren

Tabelle 12: Korrelation zwischen Griffiths Skalen und BSID II

		MDI	PDI
EQ Griffiths	6 Monate	0,530	0,383
EQ Griffiths	12 Monate	0,701	0,394
Unterskala Motorik	6 Monate		0,551
Unterskala Motorik	12 Monate		0,624

6 Monate:

Im Alter von 6 Monaten sind nach dem BSID II-Testinstrument 16 % der monolingualen VLBW Kinder und 7 % der Reifgeborenen nicht altersentsprechend entwickelt. Nach Testung mit den Griffiths Skalen sind es 6 % bzw. 0 %. Der MDI der BSID II korreliert mit dem globalen Entwicklungsquotienten mäßig, der PDI jedoch nur gering. Es zeigt sich eine höhere Korrelation zwischen der Unterskala Motorik und dem PDI.

Abbildung 9 stellt die Menge der im jeweiligen Testverfahren als auffällig identifizierten Kinder dar, sowie die Kinder, die mit beiden Testverfahren übereinstimmend auffällig erkannt wurden. Für den BSID II wurde nur die mentale Skala verwendet.

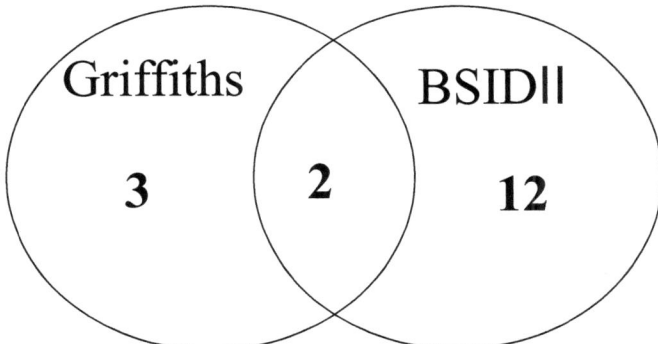

Abbildung 9: Darstellung der Schnittmenge der beiden Testverfahren bei der Erkennung auffälliger Kinder zum Zeitpunkt 6 Monate

12 Monate:

In diesem Alter sind 22 % der monolingualen VLBW Kinder und 6 % der Reifgeborenen laut BSID II nicht altersentsprechend entwickelt, im Vergleich dazu sind es mit den Griffiths Skalen 24 % und 0 %. Der MDI der BSID II korreliert jetzt mit dem globalen Entwicklungsquotienten besser, jedoch der PDI weiterhin nur gering. Es besteht aber weiterhin eine höhere Korrelation zwischen der Unterskala Motorik und dem PDI.

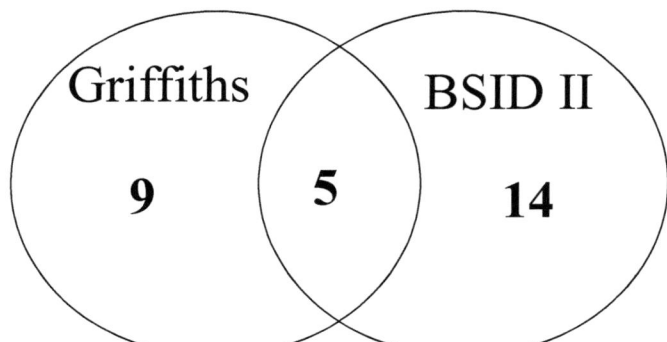

Abbildung 10: Darstellung der Schnittmenge der beiden Testverfahren bei der Erkennung auffälliger Kinder zum Zeitpunkt 12 Monate

Die Abbildung 10 zeigt - wie zuvor auch Abbildung 9, dass die BSID II zum Zeitpunkt von 12 Monaten mehr auffällige Kinder herausfinden als die Griffith Skalen. Die Übereinstimmung zwischen beiden Testverfahren ist höher, aber für eine vergleichende Betrachtung nicht ausreichend.

Als Schlussfolgerung ergibt sich:
1. Beide Testverfahren erkennen auffällige Kinder.
2. Beide Testverfahren unterscheiden sich.

3.9 Analyse der Einflussfaktoren

Studien zeigen, dass Eltern frühgeborener Kinder häufiger zu sozial schwächeren Bevölkerungsschichten gehören [64, 65]. Um diese Aussage auch für unsere Kohorten zu überprüfen, wurden die in 3.2 aufgeführten sozioökonomischen Faktoren erhoben und ausgewertet.

3.9.1 Bildungsstand der Mutter

Entsprechend bereits vorliegender Studienergebnisse war zu erwarten, dass der Bildungsstand der Mutter einen Einfluss auf die mentale Entwicklung eines Kindes hat [51, 62]. Dazu wurde der Zusammenhang zwischen diesem und dem globalen EQ der Griffiths Skalen für die verschiedenen Kohorten zum Zeitpunkt 6 und 12 Monate überprüft. Abbildung 11 und 12 stellen die Beziehung graphisch dar.

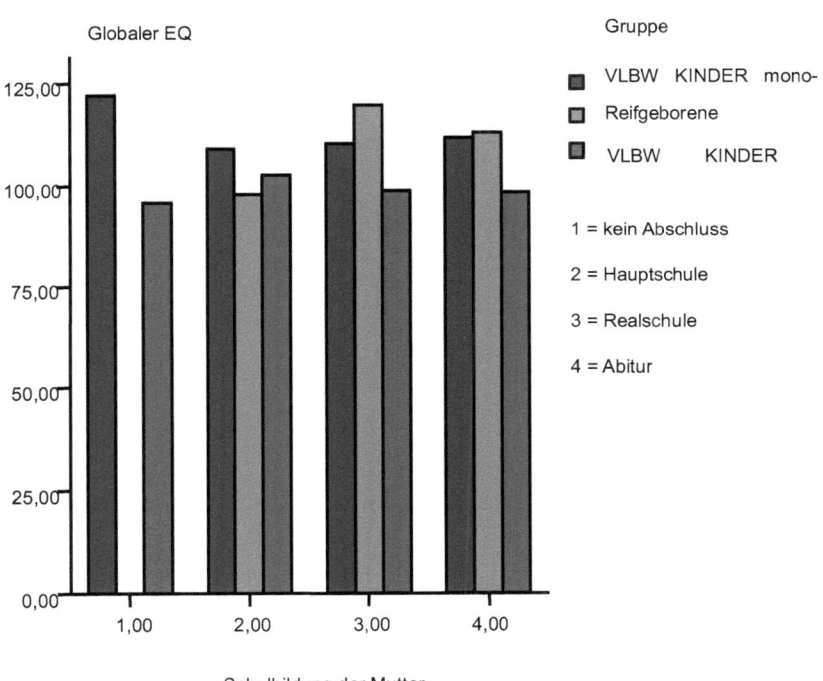

Abbildung 11: Zusammenhang zwischen dem Schulabschluss der Mutter und dem globalen EQ der Kinder mit 12 Monaten für die drei Kohorten im Vergleich

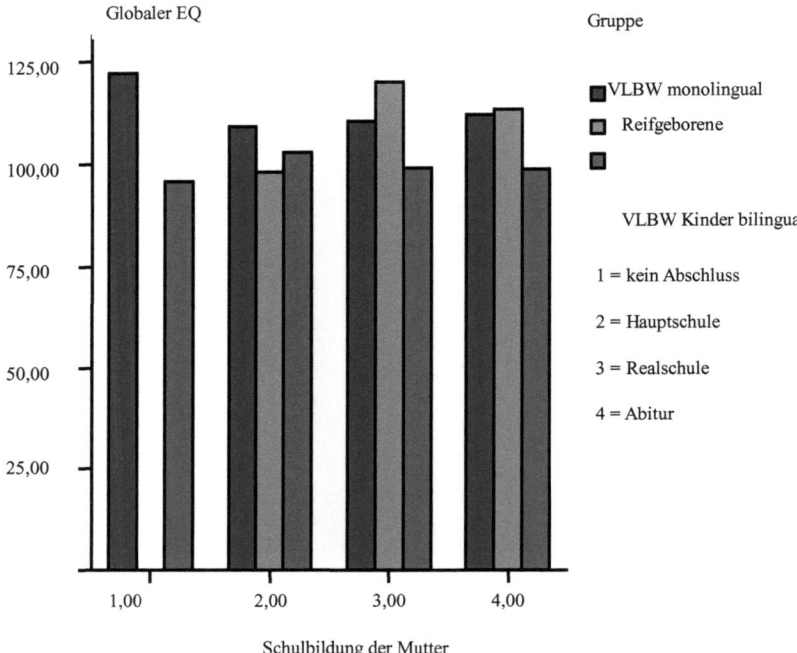

Abbildung 12: Zusammenhang zwischen dem Schulabschluss der Mutter und dem globalen EQ der Kinder mit 12 Monaten für die drei Kohorten im Vergleich

Tabelle 13: Absolutzahlen der Frauen in den jeweiligen Subgruppen

	VLBW monolingual	VLBW bilingual	Reifgeborene
Kein Abschluss	1	9	0
Hauptschule	7	9	1
Realschule	21	11	11
Abitur	19	14	46

Tabelle 13 zeigt die Anzahl der Mütter in den jeweiligen Subgruppen. Anhand der Darstellungen wird deutlich, dass es im Alter von 6 und 12 Monaten keinen direkten Zusammenhang zwischen dem mütterlichen Schulabschluss und der Entwicklung der Kinder gibt. Der im Median des globalen EQ nach Griffiths bestehende Unterschied zu beiden Testzeitpunkten bleibt ungeachtet des Bildungsstandes erhalten.

3.9.2 Familienstand

Abbildung 13 dokumentiert den Zusammenhang zwischen globalem EQ der Griffiths Skalen und dem Familienstand im Alter von 6 und 12 Monaten. Es ergibt sich kein Zusammenhang zwischen diesen beiden Variablen. Ungeachtet des Familienstandes bleiben die Unterschiede zwischen den drei Kohorten erhalten. Die Darstellung zeigt den Median, Quartilen und Extrempunkte.

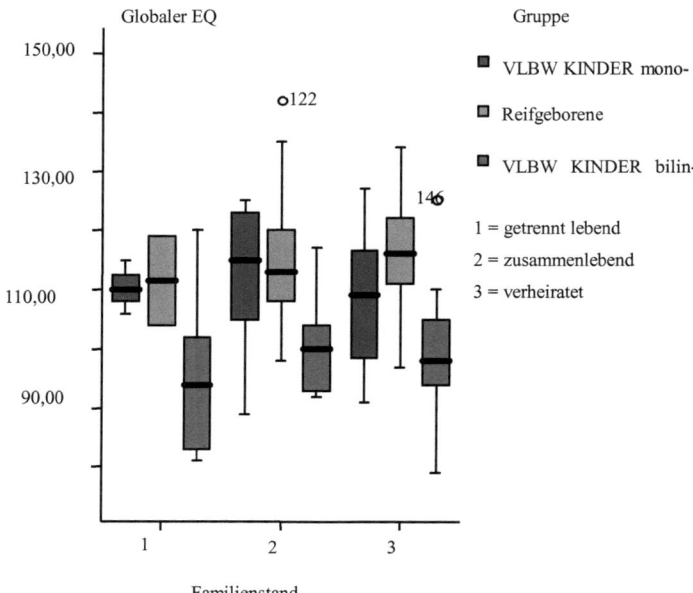
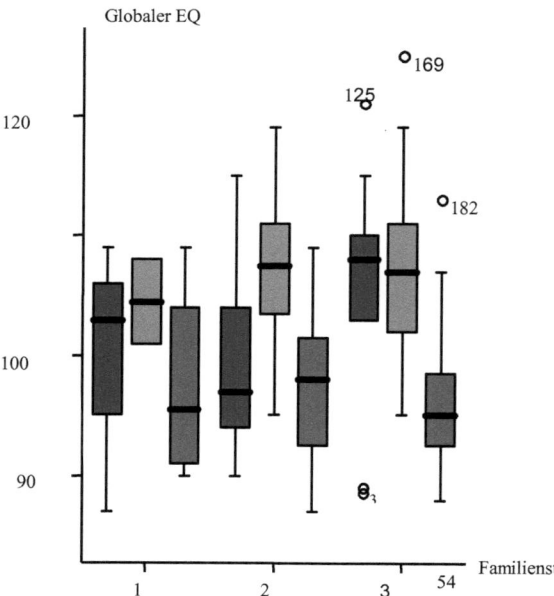

Abbildung 13: Zusammenhang zwischen dem Schulabschluss der Mutter und dem globalen EQ der Kinder mit 12 Monaten für die drei Kohorten im Vergleich

Abschließend wurde eine multiple Regressionsanalyse durchgeführt, um den Einfluss der biologischen und sozioökonomischen Faktoren auf die Entwicklung mit 6 Monaten, sowie deren Wechselwirkung zu überprüfen. Die Ergebnisse sind in Tabelle 14 zusammengefasst. Tabelle 15 zeigt die Ergebnisse der Regressionsanalyse für die Entwicklung im Alter von 12 Monaten.

In die Gleichung der Regressionsanalyse wurden der Familienstand, der Schulabschluss der Mutter, die Gruppenzugehörigkeit (VLBW Kinder monolingual, VLBW Kinder bilingual, Kontrollgruppe), der Nabelschnur-pH- und der 5 min-APGAR-Wert eingegeben. Dieses Modell erklärt 48% der Unterschiede im globalen EQ zwischen den Gruppen. Laut Regressionsanalyse ist Gruppenzugehörigkeit ein signifikanter Einflussfaktor. Die anderen aufgeführten Parameter stellen keine unabhängigen Risikofaktoren für eine Entwicklungsverzögerung dar. Jedoch hat die Kombination aus niedrigem Bildungsstand der Mutter und der getrennt lebenden Eltern einen signifikanten Einfluss auf den globalen EQ.

Tabelle 14: Multiple Regressionsanalyse (lineares Modell) für Entwicklung mit 6 Monaten

Abhängige Variable	Einflussfaktor	Quadratsumme vom Typ III	df	Mittel der Quadrate	F	Signifikanz
EQ 6 Monate	pH	5,458	1	5,458	0,062	0,804
	APGAR 5 min	50,963	1	50,963	0,576	0,449
	Schulabschluß	259,424	3	86,475	0,978	0,406
	Familienstand	232,348	2	116,174	1,314	0,273
	Gruppe	938,100	2	469,050	5,303	**0,006**
	Schulabschluss und Familienstand	1408,174	6	234,696	2,654	**0,019**
	Schulabschluss und Gruppe	451,356	5	90,271	1,021	0,409
	Familienstand und Gruppe	923,247	3	307,749	3,480	**0,018**
	Schulabschluss, Familienstand und	135,335	2	67,667	0,765	0,468

	Gruppe					

[a] Regressionskoeffizient: 0,481 (korrigiertes R-Quadrat = 0, 367)

Abhängige Variable	Einflussfaktor	Quadratsumme vom Typ III	df	Mittel der Quadrate	F	Signifikanz
EQ 6 Monate	pH	0,260	1	0,260	0,006	0,937
	APGAR 5 min	162,338	1	162,338	3,955	**0,049**
	Schulabschluss	8,315	3	2,772	0,068	0,977
	Familienstand	55,967	2	27,984	0,682	0,508
	Gruppe	427,444	2	213,722	5,207	**0,007**
	Schulabschluss und Familienstand	523,387	5	104,677	2,550	**0,032**
	Schulabschluss und Gruppe	488,525	5	97,705	2,380	0,043
	Familienstand und Gruppe	411,188	3	137,063	3,339	**0,022**
	Schulabschluss, Familienstand und Gruppe	229,650	2	114,825	2,797	0,065

[a] Regressionskoeffizient: 0,484 (korrigiertes R-Quadrat = 0, 368)

4 Diskussion

Die neonatologische Intensivmedizin strebt nicht nur das Überleben sehr kleiner und untergewichtiger Frühgeborener mit guter Lebensqualität an, sondern versucht auch die schweren perinatalen Komplikationen zu minimieren, was absolut gesehen auch gelingt. Infolgedessen entsteht eine neue Kohorte von Frühgeborenen, die mit dem Begriff VLBW Kinder mit niedrigem Risiko (in der englischen Literatur *low risk VLBW infants*) umschrieben wird und über die es bisher nur wenige Studien gibt.

Im Rahmen der Voruntersuchungen fiel auf, dass in Berlin die Untersuchungen durch Multinationalität und Multilingualität erschwert werden. Der Einfluss dieser beiden Parameter ist bisher nur unzureichend ermittelt worden.

Wir stellten die Hypothesen auf, dass (1) die mentale Entwicklung von Frühgeborenen im Alter von ein und zwei Jahren im Vergleich zur Entwicklung Reifgeborener retardiert ist, und dass (2) die mentale Entwicklung von bilingual aufwachsenden Frühgeborenen im Alter von ein und zwei Jahren im Vergleich zu monolingual aufwachsenden Frühgeborenen retardiert ist.

4.1 Entwicklungsneurologische Ergebnisse

4.1.1 Vergleich monolingualer VLBW Kinder mit monolingualen Reifgeborenen

Einige Studien zeigten [66, 67], dass *low risk* VLBW Kinder einen höheren Entwicklungsstand erreichen als Frühgeborene < 1500g mit perinatalen Komplikationen, jedoch signifikant schlechter abschneiden als eine reifgeborene Kontrollgruppe.

Dieses Ergebnis bestätigt an anderer Stelle bereits genannte Studien, fügt aber einen weiteren wichtigen Aspekt hinzu. **Monolinguale VLBW Kinder** mit niedrigerem Risiko sind im Alter von 6 und 12 Monaten altersgerecht entwickelt. Im Alter von 6 Monaten ergibt sich kein Unterschied zur Kontrollgruppe. Mit 12 Monaten jedoch haben sie einen Entwicklungsstand erreicht, der signifikant niedriger ist als der der reifgeborenen Kinder, der jedoch dem Mittelwert in der Bevölkerung entspricht.

Alle bisher veröffentlichen Studien zeigen einen signifikanten Unterschied der kognitiven und motorischen Entwicklung zwischen VLBW Kindern und Reifgeborenen [13, 54, 68]. Die bisher untersuchten VLBW Kinder befinden sich jedoch in ihrer Entwicklung am unteren Pol der Normalverteilungskurve. Der Entwicklungsquotient der in dieser Studie untersuchten monolingualen VLBW Kinder-Kohorte zeigt die gleiche Verteilung wie die Normalverteilungskurve der beiden Testinstrumente. Die Standardisierung der BSID II erfolgte anhand einer repräsentativen Gruppe von 4 200 Kindern in den USA [69], die keine besonderen Risikofaktoren aufwiesen. Mit 12 Monaten beträgt der standardisierte Mittelwert der BSID II für die mentale und psychomotorische Entwicklung 100. Genau das gleiche Ergebnis erreichten auch die monolingualen VLBW Kinder dieser Studie. Die Mittelwerte für den Griffiths betragen zum Zeitpunkt von 6 Monaten 103 bzw. mit 12 Monaten 105. Mit 6 Monaten liegen die monolingualen Frühgeborenen sogar eine Standardabweichung über dem Mittelwert, d. h. die Entwicklung der monolingualen VLBW Kinder befindet sich zum Zeitpunkt von 6 Monaten im oberen Normbereich, mit 12 Monaten entspricht der mediane MDI der monolingualen VLBW Kinder dem normierten EQ.

Es gibt nicht viele vergleichbare Studien, die Kinder mit 6 und 12 Monaten untersuchen, da die entwicklungsdiagnostische Untersuchung erst im Alter von 24 Monaten validiert ist. Somit sind unsere Ergebnisse schwer einzuordnen. Jedoch im klinischen Verlauf wird ein enger Zusammenhang zwischen den beiden Testungen deutlich, der bisher noch nicht prospektiv belegt ist. Auch wenn die Korrelation zwischen der frühkindlichen psychomotorischen und kognitiven Entwicklung mit dem IQ im Schulalter nur gering ist, so gibt eine auffällige Untersuchung in diesem Alter schon einen wichtigen Hinweis auf eine spätere mentale Retardierung [66]. Deswegen sind die 12-Monatsergebnisse dennoch wertvoll, da sie helfen, schon frühzeitig auffällige Kinder herauszufinden und bereits zu diesem Zeitpunkt entsprechende Fördermaßnahmen wie z. B. Krankengymnastik nach Bobath, Ergotherapie oder Frühförderung zu initiieren.

Davon ausgehend ist es interessant, diese Ergebnisse mit anderen, auch zu späteren Testzeitpunkten erhobenen, zu vergleichen. In einer Langzeitstudie von Pietz et al. aus dem Jahr 2004 wurden *low risk* Frühgeborene mit einem Geburtsgewicht < 2500 g im Alter von 20 Monaten mit der deutschen Version der Griffiths Skalen getestet. Der mittlere globale EQ betrug 102,3, der mit dem EQ unserer monolingualen Kohorte mit 12 Monaten übereinstimmt. Allerdings waren die Kinder in dieser Studie deutlich schwerer (mittleres Geburtsgewicht 1 812 g) und älter (mittleres Gestationsalter 33,3 SSW), der Anteil der VLBW Kinder betrug lediglich 24,2 % [66].

Auch eine landesweite finnische Studie, die die Untersuchungsergebnisse aller ELBW eines Jahres untersuchte, ermittelte im Alter von 24 Monaten einen mittleren MDI von 95 und in der Kontrollgruppe einen MDI von 106. Somit besteht zwischen beiden Gruppen ein signifikanter Unterschied. Die ELBW sind altersentsprechend entwickelt und befinden sich im unteren Bereich der Normalverteilungskurve. Diese Kohorte extrem untergewichtiger Frühgeborener entspricht in ihrem mittleren Gestationsalter (27 SSW) und Geburtsgewicht (812 g) unseren VLBW Kindern, jedoch sind auch Kinder mit IVH 3. und 4. Grades sowie operativ behandelter NEC eingeschlossen worden.

Eine weitere Bestätigung unseres Ergebnisses findet man in der Metaanalyse von J. Bregman [52] aus dem Jahr 1998. Hier haben VLBW Kinder einen altersentsprechenden Mittelwert in den Entwicklungstests, jedoch ist dieser signifikant niedriger als der einer Vergleichsgruppe. Auch in dieser Metaanalyse werden heterogene VLBW - Kohorten untersucht.

Die motorische Entwicklung der monolingualen VLBW Kinder verläuft altersgerecht. Ein zum Zeitpunkt von 6 Monaten bestehender signifikanter Unterschied im psychomotorischen Index (PDI) der BSID II lässt sich mit 12 Monaten nicht mehr eruieren. Auffällig jedoch ist, dass sowohl die VLBW Kinder als auch die Kinder der Kontrollgruppe nur einen mittleren PDI von 92 erreichen, welcher deutlich unter dem in den USA standardisierten PDI von 100 liegt, aber eine durchschnittlich normale Entwicklung beschreibt. Dieser Unterschied findet sich auch in einer Studie von Wildin et al. [54] aus Texas, welche einen PDI von 103,8 erhoben hat.

Eine Ursache für diese Diskrepanz könnte der große Anteil afroamerikanischer Kinder in der zur Standardisierung untersuchten Kohorte [69] sein. Es scheint so, dass diese Kinder eine schnellere Vertikalisierungstendenz zeigen, das bedeutet, sie erlernen das freie Laufen schneller als kaukasische Kinder, z. B. deutsche Kinder.

Vergleicht man hier auch den MDI der in dieser Studie untersuchten Kontrollgruppe mit dem der repräsentativen amerikanischen Gruppe, so zeigt sich im Alter von 12 Monaten ein Unterschied von 10 Punkten im Mittelwert zu Gunsten der deutschen Kinder. Daraus ergeben sich folgende Fragen:
1) Entwickeln sich deutsche Kinder im ersten Lebensjahr schneller als amerikanische?
2) Ist der Test für deutsche Kinder zu einfach, weil ihre Entwicklung und Förderung anders verläuft als die der amerikanischen Kinder?
3) Spiegelt sich in diesem Ergebnis wider, dass in unserer Kontrollgruppe stärker selektioniert wurde und in dieser Kohorte überdurchschnittlich viele Eltern die Schule mit dem Abitur beendet haben?
4) Überlagert somit die Bias mütterliche Bildung die Variable Bilingualität?

Punkt 1 und 2 lassen sich anhand der vorliegenden Daten nicht beantworten. Punkt 3 scheint insofern eine Rolle zu spielen, als dass in der Gruppe der Reifgeborenen 78% der Mütter die Schule mit dem Abitur beendet haben, was nicht dem deutschen Durchschnitt entspricht. Dem widerspricht jedoch das in Punkt 3.9.1 beschriebene Ergebnis, dass im Alter von 6 und 12 Monaten noch kein Zusammenhang zwischen dem mütterlichen Bildungsstand und der Entwicklung der Kinder zu erkennen ist.

Eine Antwort lässt sich in unserer Studie nicht finden. Die aufgeworfenen Fragestellungen implizieren, dass BSID II auch eine deutsche Version oder zumindest eine deutsche Standardisierung benötigen, wie es in den Niederlanden zum Beispiel für holländische Kinder bereits erfolgt ist, um sie unproblematisch einsetzen zu können.

Somit ist festzustellen, dass sich die in dieser Studie untersuchten low risk VLBW Kinder altersgerecht entwickeln und die in anderen Studien beschriebene Verschiebung zum unteren Pol der Normalverteilung nicht stattfindet.

Zahlreiche Studien haben immer einen deutlichen Zusammenhang zwischen dem mittleren MDI und dem Grad mütterlicher Bildung beschrieben, einige selektierten diesen sogar als einzigen unabhängigen Einflussfaktor auf die Entwicklung des Kindes [51, 61, 64, 70].

Überraschenderweise bestätigten unsere Ergebnisse das nicht. Es ergab sich kein Zusammenhang zwischen dem Bildungsstand der Mutter bzw. dem sozioökonomischen Status der Familie und dem MDI bzw. globalen EQ im Alter von 12 Monaten. Dieses Ergebnis beschreiben nur noch Tommiska et al. [13]. Es würde die Theorie bestätigen, dass der Einfluss des Bildungsstandes der Mutter mit zunehmendem Alter des Kindes steigt und gleichzeitig das Gewicht perinataler Faktoren abnimmt [64].

Das bedeutet, dass unsere Gruppe monolingualer VLBW Kinder in ihrer Entwicklung durchschnittlich besser ist als andere Studienkohorten. Es zeigt sich kein Zusammenhang zwischen dem Bildungsstand der Mutter und dem Entwicklungsstand der Kinder. Welche Faktoren sind dann jedoch für den signifikanten Unterschied zu den Reifgeborenen verantwortlich?

Die Regressionsanalyse zeigt eine Korrelation zwischen MDI und Gruppenzugehörigkeit, die sich wiederum über Gestationsalter und Geburtsgewicht definiert. Demzufolge ist dieser Unterschied auf die Frühgeburtlichkeit zurückzuführen. Das bedeutet, eine Minimierung perinataler Komplikationen erhöht die Wahrscheinlichkeit einer altersgerechten Entwicklung im Alter von 12 Monaten, aber es scheint so, als ob die Frühgeburtlichkeit einen im Vergleich zur Kontrollgruppe geringeren Entwicklungsstand hervorruft.

4.1.2 Bereiche besonderer Defizite der VLBW Kinder

Die Analyse aller Griffiths-Unterskalen ergibt in diesen mit Ausnahme der Sprachentwicklung signifikante Unterschiede im Vergleich zu den Reifgeborenen, jedoch erreichen die monolingualen VLBW Kinder altersentsprechende Normwerte. Dieses widerspricht der gängigen Literatur und auch unseren Erwartungen. Der von uns vermutete Unterschied in der Sprachentwicklung bestätigte sich nicht.

Eine mögliche Ursache dafür kann im Aufbau der Testaufgaben der Griffiths Skalen liegen, denn im Alter von 12 Monaten testen nur 4 Aufgaben den produktiven Sprachgebrauch. Da alle zu lösenden Aufgaben durch den Testleiter vorgeführt werden und somit eine Lösung der Items vorrangig durch Imitation erfolgt, wird auch das Sprachverständnis nur wenig überprüft.

Mit zunehmendem Alter wächst der Sprachanteil der Testverfahren. Das Vorführen der Aufgaben durch den Testleiter wird zunehmend durch verbale Aufgabenstellung abgelöst. Somit lassen sich dann konkretere und differenziertere Aussagen über die Sprachentwicklung treffen. Damit ist die Langzeitbeobachtung hier von entscheidender Bedeutung, um eine Aussage über den Einfluss perinataler Komplikationen auf einen so komplexen Prozess wie der Sprachentwicklung treffen zu können.

Weiterhin erwarteten wir besondere Defizite in der Unterskala Auge + Hand und mentale Leistungen, da diese im Schulalter diagnostizierte geringfügige Behinderungen erklären würden [62]. Diese Erwartung bestätigte sich. Die VLBW Kinder zeigen diese Probleme mit 12 Monaten schon sehr deutlich, obwohl die Entwicklung in dieser Unterskala altersentsprechend verläuft. Betrachtet man die Tatsache, dass die Entwicklung der Feinmotorik der VLBW Kinder bereits mit 12 Monaten im Vergleich zu den Reifgeborenen Defizite aufweist und dass diese später schulische Probleme verursachen können, so sollte über eine gezielte Frühförderung gerade dieses Bereiches auch bei unauffälligen VLBW Kinder nachgedacht werden. Insbesondere sollten die Eltern darauf hingewiesen werden und über Möglichkeiten einer täglichen Förderung informiert werden.

Unterschiede in den Unterskalen Persönlich + Sozial bedürfen einer weiterer Beobachtung. Es stellt sich die Frage, wie hoch die Aussagekraft dieser Skala zu einem so frühen Zeitpunkt ist und ob Interpretationen nicht spekulativ sind. Denn es gibt keine Daten über die Korrelation dieser Unterskala des Griffiths mit späteren Verhaltensauffälligkeiten. Auf jeden Fall werden bei Frühgeborenen vermehrt Verhaltensauffälligkeiten und verminderte soziale

Kompetenzen im Schulalter beschrieben [71, 72]. Dazu gehören insbesondere ADHS, Depression und Angststörungen und Teilleistungsschwächen [6, 73].

Anhand dieser bisher beschriebenen Ergebnisse wird deutlich, dass *low risk* VLBW Kinder, auch wenn sie durchschnittlich normal entwickelt sind, einer engmaschigen Nachsorge bedürfen, da schon im Alter von 12 Monaten spätere Defizite deutlich werden, die wahrscheinlich bis ins Schulalter erhalten bleiben oder sich bei unzureichender Förderung auch noch verstärken können.

4.1.3 Vergleich monolingualer und bilingualen VLBW Kinder

Wir hielten es für notwendig, zusätzlich eine bilinguale Kohorte zu untersuchen, weil:
1. es einen hohen bilingualen Anteil in der Berliner Bevölkerung gibt
2. bilingual aufwachsende Kinder in der aktuellen PISA Studie [74] eine besondere Risikogruppe darstellen
3. die Datenlage bezüglich des Einflusses der Bilingualität wenig eindeutig ist [75].

Wir erwarteten, dass die Entwicklung bilingualer VLBW Kinder zum Zeitpunkt 6 und 12 Monate retardiert ist.

Unsere Studie hat dieses gezeigt. Im Vergleich zu den standardisierten Normwerten entwickeln sich die bilingualen Frühgeborenen im unteren Bereich der Normalverteilung, im Vergleich zu der reifgeborenen Kontrollgruppe zeigen sie sogar eine leichte Entwicklungsverzögerung.

Wir vermuteten, dass Bilingualität in Berlin ein Parameter für niedrigeren Sozialstatus ist. Mit der Veröffentlichung des Sozialstrukturatlasses Berlin 2003 [76] wurde, wie auch bereits in der PISA-Studie, auf den Zusammenhang zwischen Migranten und niedrigerem sozialen Status hingewiesen. Um zu überprüfen, ob dieser Zusammenhang auch für die Studienkohorte der bilingualen VLBW Kinder zutrifft, wurden folgende Parameter untersucht:
- Der Schulabschluss der Mutter
- Die Anzahl der Schuljahre der Mutter
- Das Alter der Mutter bei Entbindung
- Der Familienstand bei Entbindung

Die beiden Kohorten unterscheiden sich in den Faktoren Familienstand und Schulabschluss der Mutter. In der monolingualen Gruppe haben mehr Mütter die Hochschulreife erlangt oder einen Realschulabschluss, in der bilingualen Gruppe gibt es hingegen mehr Schulabbrecher und Hauptschulabsolventen.

In der Gruppe der bilingualen VLBW Kinder gibt es hinsichtlich des Familienstandes eine starke Polarisierung. Es finden sich sowohl mehr verheiratete Elternpaare als auch Alleinerziehende, feste Partnerschaften gibt es nur sehr wenige. Hier lassen sich Ursache und Wirkung nicht trennen. Ein problematischer Sozialstatus ist ein Risikofaktor für eine Frühgeburt, aber auch die Geburt eines Problemkindes kann zur Trennung der Eltern führen.

In der monolingualen Frühgeborenen-Kohorte leben die Eltern überwiegend gerade in einer festen Paarbeziehung ohne Trauschein. Der Unterschied zwischen beiden Kohorten ist signifikant, aber in diesem Fall nicht unbedingt ein Hinweis auf die Zugehörigkeit zu einer sozialen Schicht, sondern ist eher Ausdruck unterschiedlicher Normwerte verschiedener Kulturkreise. In der deutschen Gesellschaft wird ein unverheiratetes Zusammenleben akzeptiert (monolinguale Kohorte), in anderen Religions- und Bevölkerungsgruppen (bilinguale Kohorte mit vielen türkischen Familien) hingegen nicht.

Tabelle 15 zeigt die sprachliche Zusammensetzung der bilingualen VLBW Kinder Kohorte, aus der auch Vermutungen über soziokulturelle Herkunft gestellt werden können.

Tabelle 15: Häufigkeit der verschiedenen Zweitsprachen in der bilingualen Kohorte

Sprache	Häufigkeit
Türkisch	13 (26,5%)
Englisch	6 (12,2%)
Russisch	6 (12,2%)
Arabisch	5 (10,2%)
Serbokroatisch	5 (10,2%)
Spanisch	4 (8,1%)
Vietnamesisch	2 (4,1%)
Persisch	2 (4,1%)
Griechisch	2 (4,1%)
Bulgarisch	1 (2,0%)
Litauisch	1 (2,0%)
Italienisch	1 (2,0%)
Portugiesisch	1 (2,0%)

Somit bleibt nur noch der durchschnittlich signifikant niedrigere Schulabschluss der Mütter der bilingualen VLBW Kinder übrig. Es zeichnet sich die Tendenz ab, dass in Berlin Bilingualität als Hinweis für einen geringen sozialen Status zu werten ist, jedoch reicht es nicht aus, nur den niedrigeren

Schulabschluss der Mutter dafür heranzuziehen. Es bedarf also der Erhebung weiterer soziökonomischer Parameter wie z. B.:
- das Jahreseinkommen der Eltern
- die Wohnverhältnisse
- der Zugang zu medizinischer Versorgung

Erschwerend für unsere Interpretation kommt hinzu, dass die Testergebnisse keinen Zusammenhang zwischen dem mütterlichen Schulabschluss und dem Entwicklungsstand der Kinder gezeigt haben. Somit unterscheiden sich beide VLBW Kinder-Gruppen hinsichtlich der erfassten soziökonomischen Faktoren nur geringfügig, deshalb erlauben diese bisher keinen Rückschluss auf die Entwicklung der Kinder im ersten Lebensjahr in dieser Studie.

Das wiederum widerspricht gängigen Studien, die den engen Zusammenhang zwischen sozialem Status und entwicklungsneurologischer Spätprognose beschreiben. [52, 70] Im Wesentlichen erfolgten diese Untersuchungen mit Kohorten älterer Kinder, so dass die Vermutung nahe liegt, dass sich dieser Zusammenhang im weiteren Verlauf der kindlichen Entwicklung manifestiert. Im 1. Lebensjahr scheinen die perinatalen Faktoren die Entwicklung entscheidend mitzubestimmen. Wahrscheinlich werden diese im weiteren Verlauf dann zunehmend von soziökonomischen Parametern abgelöst. Deswegen sind die 24-Monatsergebnisse abzuwarten.

Aufgrund der bisherigen Untersuchungen wird deutlich, dass insbesondere Frühgeborene aus niedrigeren Gesellschaftsschichten einer intensiveren Nachsorge bedürfen, da sich hier ungünstige Faktoren wie niedriges Geburtsgewicht und Gestationsalter sowie soziale Benachteiligung potenzieren.

Wie eben ausgeführt, erklären die sozioökonomischen Parameter nicht die Entwicklungsunterschiede der beiden Frühgeborenen-Gruppen, daher müssen die perinatalen Faktoren überprüft werden.

Folgende Faktoren wurden dazu untersucht:
- das Geburtsgewicht
- das Gestationsalter
- der Nabelschnur-pH-Wert
- der 5 Minuten APGAR-Wert
- die Dauer der Beatmung (in Tagen)
- die Dauer des O_2-Bedarfs (in Tagen)

Keiner der aufgezählten Parameter erreicht Signifikanz, so dass die beiden Frühgeborenen-Kohorten in ihren perinatalen Daten nur wenig divergieren, tendenziell sind die bilingualen VLBW Kinder „etwas gesünder", d. h. schwerer und älter und sie wurden weniger Tage maschinell beatmet. Somit können auch perinatale Komplikationen oder Einflüsse für bestehende Unterschiede zwischen den monolingualen und bilingualen VLWB ausgeschlossen werden.

Anhand unserer Daten lässt sich keine unmittelbare Ursache für das schlechtere Abschneiden der bilingualen Frühgeborenen finden. Es zeigt sich lediglich der Zusammenhang zwischen Bilingualität und niedrigerem Sozialstatus in Berlin.

Überträgt man diese Ergebnisse auf die sozialwissenschaftliche Ebene, so spiegelt sich in ihnen die PISA Studie wider.
Diese beschreibt [74]:
1. den in Deutschland sehr engen Zusammenhang zwischen sozialem Status und Bildungsabschluss,

2. die Benachteiligung von Migrantenkindern beim Zugang zum deutschen Bildungssystem und
3. den Zusammenhang zwischen der Qualität der Beherrschung der deutschen Sprache und Bildungschancen.

In der PISA-Studie wird für Deutschland ein sehr enger Zusammenhang zwischen sozialer Schichtzugehörigkeit, Migrationshintergrund und Zugang zum Bildungssystem beschrieben. Weiterhin vermuten die Autoren, dass die Schulprobleme sozial schwacher Kinder und Kinder mit Migrationshintergrund nicht erst in der Schule beginnen, sondern bereits früher. „Die Entwicklung des Zusammenhangs von sozialer Herkunft und Leistung scheint ein kumulativer Prozess zu sein, der lange vor der Grundschule beginnt und an den Nahtstellen des Bildungssystems verstärkt wird". [74]

Die vorliegende Studie scheint PISA [74] zu bestätigen. Die in der vorliegenden Arbeit untersuchten bilingualen VLBW Kinder kommen aus sozial schwächeren Familien und sind in ihrer Entwicklung verglichen mit den monolingualen VLBW Kindern verlangsamt, in Bezug auf die Reifgeborenen sogar leicht verzögert. Dieser Unterschied zeigt sich bereits im Alter von 6 Monaten und besteht auch mit 12 Monaten weiter. Er manifestiert sich also zu der Zeit, in der nur wenige Kinder eine KiTa besuchen oder von einer Tagesmutter betreut werden. Das bedeutet, es besteht bereits schon dann ein Entwicklungsunterschied, wenn Bildungsinstitutionen noch gar keine Wirkung haben konnten. Diese Studie bestätigt somit deutlich die in der PISA-Studie [74] geäußerte Vermutung, dass Entwicklungsunterschiede bereits vor Beginn der Schule bestehen.

Die dargestellten Ergebnisse erlauben die Annahme, dass vor dem Einsetzen institutioneller Bildungsmaßnahmen bereits eine Benachteiligung für Kinder sozial schwacher Familien und Familien mit Migrationshintergrund besteht, der in der Schule offensichtlich eher verstärkt als abgeschwächt wird [74]. Möglicherweise haben in Berlin bilinguale Schulanfänger bereits verschiedene Entwicklungsdefizite.

Die Schlussfolgerung liegt nahe, dass demzufolge sehr früh wirksame Mechanismen diese Rückstände erzeugen, wie z. B. die fehlende Förderung der deutschen Sprache in Migrantenfamilien, die unzureichende Integration dieser Familien in die deutsche Gesellschaft und damit der erschwerte Zugang zu Bildungsmöglichkeiten für die Frauen und späteren Mütter. Denn bestehende Maßnahmen, wie die Deutschförderung in der Schule, greifen erst zu einem Zeitpunkt, an dem laut dieser Studie bereits keine gleichen Bildungschancen für die Kinder mehr bestehen.

Die hier beschriebene Problematik ist von der Bundesregierung auf der Ebene der Schulergebnisse und Erwerbstätigkeit ebenfalls erkannt und thematisiert worden [77]. Dazu wurde im Juli 2007 ein Nationaler Integrationsplan verabschiedet, der die Integration auf verschiedenen Ebenen fördern soll [77]:
    1. Bildung
    2. Ausbildung
    3. Erwerbstätigkeit
    4. Rolle der Frau
    5. Soziokulturelle Ebene
    6. Medien
    7. Sport

Besonders wichtig in diesem Rahmen scheint der Ansatz zu sein, bis 2013 das Angebot an KiTa-Plätzen für Kinder < 3 Jahre zu erhöhen und somit eine frühere Deutschförderung zu ermöglichen [78] . Zusätzlich wird auch der Tatsache Rechnung getragen, dass eine Förderung der Deutschkenntnisse [79] und eine Stärkung der Rolle der Frau mit damit verbesserten Bildungschancen notwendig sind, um eine Verbesserung der Gesamtsituation zu erzielen. Die bilingualen Kinder sind mit der deutschen Testversion der Griffiths Skalen getestet worden. Da im Alter von 6 und 12 Monaten die Testung hauptsächlich auf der Basis der Imitation erfolgt und dem Sprachverständnis somit nur geringes Gewicht zukommt, können wir davon ausgehen, dass die Leistung dieser Kinder aufgrund eventueller Sprachbarrieren nicht unterbewertet wird.

Bilinguale Kinder, die in Deutschland aufwachsen, eine deutsche Schule besuchen und einen deutschen Schulabschluss erwerben werden, sollten auch mit einem deutschen Test getestet werden, denn gemäß PISA [74] sind ihre späteren Chancen im Bildungssystem abhängig von der Qualität ihrer Sprachbeherrschung. In der Schule wird bisher keine Rücksicht auf unzureichende Sprachkenntnisse genommen und die Prüfungen müssen nach deutschen Standards in deutscher Sprache abgelegt werden.

Anhand unserer Daten ist ein negativer Einfluss bilingualen Spracherwerbs auf die Entwicklung der kognitiven Fähigkeiten nicht auszuschließen, aber auch nicht direkt zu finden.

4.2 Neurologisches und sensorisches Outcome

Es gibt kaum aktuelle Studien, die von ihrer Struktur dieser ähnlich sind. Eine Studie von Pietz et al. [66] aus dem Jahr 2004 und von Pasman et al. [67] von 1998 kommen dem schon relativ nah. Für beide Studien wurden Kinder untersucht, die in den 90er Jahren geboren wurden. Für die vorliegenden Untersuchungen wurden die Geburtenjahrgänge 2004-2006 rekrutiert. Aufgrund der sehr schnellen Verbesserung der neonatologischen Intensivmedizin mindert allein dieser Faktor die Vergleichbarkeit. Außerdem wurden in der Studie von Pietz et al. keine Kinder mit einem Gestationsalter < 26 Wochen und einem Geburtsgewicht < 1000g rekrutiert, diese hingegen machen diese 50% unserer Studienpopulation aus. Pasman et al. haben eine ähnliche Kohorte prospektiv beobachtet, jedoch gibt es nur Ergebnisse zum Zeitpunkt von 5 Jahren, frühere fehlen völlig.

Ein Vergleich mit Studien, die sehr heterogene VLBW Kinder-Kohorten beobachtet haben, zeigt, dass die in dieser Arbeit gefundene Prävalenz schwerer Behinderungen weit unter der anderer Arbeiten liegt. Tommiska et al. [13] beschreiben eine ähnliche Häufigkeit von Blindheit (0,5%), jedoch ist die Rate einer Zerebralparese doppelt so hoch (11%). Kinder mit mentaler Retardierung (6%) finden sich genauso häufig wie in unserer Gruppe der monolingualen VLBW Kinder.

Cheng et al. [80] berichten ebenfalls über eine doppelt so hohe Zahl an Kindern mit einer ICP (7,2%), jedoch findet man in dieser Studie eine vergleichsweise hohe Zahl von Kindern mit einer mentalen Retardierung (21%).

Eine Studie aus Hamburg [81] hat eine deutlich höhere Rate von Kindern mit ICP (14,8%) gefunden, jedoch ist auch hier die Zahl der Kinder mit einem MDI < 70 mit unserer monolingualen VLBW Kinder Gruppe vergleichbar (5,1%).

Eine aktuelle Studie von Wilson-Costello aus dem Jahr 2007 [82] beschreibt eine Prävalenz der ICP, die der unseren entspricht (5%).
Es wird deutlich, dass in dieser Studie die Rate der von einer schwereren Behinderung betroffenen Kinder deutlich unter der vergleichbarer Studien liegt. Differenziert nach Art der Behinderung ist es aber hauptsächlich die niedrige-

re Zahl von Kindern mit einer Zerebralparese oder neurosensorischer Behinderung, nicht aber die Häufigkeit der schweren mentalen Entwicklungsverzögerung. Sicherlich ist diese Zahl in unserer Studie schwer einzuschätzen, denn nur die Hälfte der Kinder wurde mit den BSID II getestet, die übrigen mit den Griffiths Skalen. Dennoch ist die Zahl monolingualer VLBW Kinder mit einem MDI < 70 vergleichbar zu anderen Studien.

Die Studie hat VLBW Kinder mit schweren perinatalen Komplikationen, die häufig als unabhängiger Risikofaktor für schwere Behinderungen gelten, ausgeschlossen. Demzufolge ist die verminderte Häufigkeit der ICP, von Blindheit und Taubheit in unserer VLBW Kinder-Kohorte eine Bestätigung für diesen bereits beschriebenen Zusammenhang.
Besorgniserregend ist es dennoch, dass die Zahl der Kinder mit einem MDI <70 nicht abnimmt. Sicherlich sind unsere 12-Monatsergebnisse nicht so aussagekräftig wie die einer 24-Monatsuntersuchung, aber sie zeigen deutliche Tendenzen an. Starke Auffälligkeiten in der frühkindlichen Entwicklung lassen häufig auf einen verminderten IQ und psychomotorischen Status im Schulalter schließen [66, 70].
In seiner Studie aus dem Jahr 1987 warnt W. Kitchen [61] davor, die Ergebnisse zum Zeitpunkt 24 Monate nicht überzubewerten, denn er sieht eine deutliche Abnahme der Probleme Frühgeborener im Alter von 2 Jahren bis zur Einschulung. Das trifft vielleicht auch auf die Häufigkeit mentaler Retardierung zu. Abgesehen davon lehrt uns aber die klinische Erfahrung, dass eine schwere Entwicklungsverzögerung mit 12 Monaten häufig auch mit 24 Monaten weiter fortbesteht. Insofern sind die Folgeergebnisse dieser Studie abzuwarten.

Die konstante Rate einer schweren Entwicklungsverzögerung in den einzelnen Studien lässt vermuten, dass die mentale Entwicklung offensichtlich weniger von den perinatalen Komplikationen beeinflusst wird als die motorische und sensorische und eventuell im engen Zusammenhang zur Frühgeburtlichkeit an sich steht [83].

Immer wieder wird die Frühgeburtlichkeit als Risikofaktor für schwere Komplikationen betrachtet, doch fehlt es bisher an Untersuchungen, die den direkten Zusammenhang zwischen niedrigem Gestationsalter und Geburtsgewicht sowie mentaler Entwicklung zum Gegenstand haben. Einige wenige Arbeiten haben diese beiden Parameter auch im Schulkindalter noch als unabhängige Risikofaktoren selektioniert [52]. Es fehlen bisher aussagekräftige Untersuchungen, die diesen Zusammenhang deutlicher machen, denn die meisten Autoren sehen eher die perinatalen Komplikationen und sozioökonomische Faktoren als entscheidend an.

Dennoch stellt unsere Studie oben aufgeführte Zusammenhänge in Frage. Die VLBW Kinder hatten keine neonatalen Komplikationen wie z.B. Hirnblutung, eine BPD oder eine NEC, und es lässt sich auch kein Zusammenhang zwischen dem Bildungsstand der Mutter und der Entwicklung der Kinder zeigen. Trotzdem erreichen sowohl mono- als auch bilinguale VLBW Kinder mit einem Jahr einen signifikanten niedrigeren Entwicklungsstand als die Reifgeborenen zu diesem Zeitpunkt, und es gibt eine ähnlich hohe Rate von Kindern mit einem MDI < 70 in der monolingualen VLBW Kinder-Kohorte, wie in vergleichbaren Studien ausgewiesen.

Anhand dieser Tatsachen liegt die Vermutung nahe, dass es einen direkten Einfluss der Frühgeburtlichkeit auf die mentale Entwicklung der Kinder geben könnte. An dieser Stelle fehlen Untersuchungen über die Pathophysiologie des unreifen kindlichen Gehirns, über die Ausbildung von Synapsen und neuronaler Bahnungen. Wiederholt wurden Ergebnisse veröffentlicht, die den

Zusammenhang zwischen der Unreife der germinalen Matrix und dem gehäuften Auftreten von intrazerebralen Blutungen bei VLBW Kinder beschreiben. Es gibt aber keine Aussagen darüber, ob diese Unreife auch zu veränderten oder langsameren Lernprozessen führt.

Durch intrauterine kraniale Ultraschalluntersuchung wurde herausgefunden, dass die Vermehrung kortikaler Neuronen besonders zwischen der 25. und 40. SSW erfolgt [84]. Die Vermehrung und Migration dieser Neuronen wird durch die vorzeitige Geburt gestört und vielleicht verändert oder gar unterbrochen. Generell scheint es möglich zu sein, dass die extrauterine Hirnentwicklung den gleichen Verlauf nimmt wie intrauterin, jedoch ist die Gefahr von Komplikationen und damit von Veränderungen dieser Entwicklung exponentiell erhöht, weil die schützende Umgebung fehlt. [84] Das scheint nicht gleichbedeutend mit einer mentalen Retardierung zu sein, denn dem frühkindlichen Gehirn wird eine enorme neuronale Plastizität nachgesagt [85]. Dennoch zeigen MRT-Untersuchungen von älteren VLBW Kinder, die keine Behinderungen haben, Unterschiede in der kortikalen Dicke [86, 87].

Zusätzlich sind die perinatalen Komplikationen als Folge der Frühgeburtlichkeit und Ursache für Behinderungen bekannt. Die Gleichung - Frühgeburt erhöht das Risiko für intrazerebrale Blutungen und diese erhöhen das Risiko für eine mentale Retardierung und eine ICP - ist gut belegt, doch fehlt ein Glied der Kette: Frühgeburt ohne Risikofaktoren mit einem dennoch erhöhten Risiko für mentale Retardierung. Unbekannt sind die neuronalen Faktoren, die über eine günstige oder ungünstige Spätprognose entscheiden.

4.3 Vergleich der beiden Testverfahren

In der Studie wurden sowohl die Bayley Scales of Infant Development II als auch die Griffiths Skalen als Testinstrumente verwendet, um beide Verfahren in ihrer Tauglichkeit im klinischen Alltag zu überprüfen. Dabei hat sich gezeigt, dass beide Testverfahren entwicklungsverzögerte Kinder gut erkennen, ansonsten jedoch nicht übereinstimmen. Es wird deutlich, dass die Testresultate mit zunehmendem Alter der Kinder konvergieren. Mit 6 Monaten gab es nur eine Korrelation von 0,5, mit 12 Monaten betrug bereits von 0,7.

Leider fehlt ein Goldstandard, mit dem beide Testverfahren verglichen werden können, um besser beurteilen zu können, welches Instrument genauer ist. Unstrittig ist, dass altersgerecht entwickelte und stark auffällige Kinder von beiden Tests gut erkannt werden. Kritisch wird es jedoch bei der Einschätzung bzw. Differenzierung der Kinder, die sich in der unteren Skala des Normbereiches bzw. im Bereich leichte Entwicklungsverzögerung befinden. Hier scheinen die BSID II strenger zu werten und diese Kinder als leicht auffällig einzuordnen, während die Griffiths Skalen sie eher in die Gruppe – altersgerecht entwickelt- einordnen.

Die Ursache dafür ist zuallererst in der Testdurchführung zu suchen: Die BSID II fordern eine stärkere aktive Testteilnahme vom Kind. Das heißt auch wenn Eltern berichten, dass das Kind z. B. zwei Worte spricht, so darf die Aufgabe erst positiv gewertet werden, wenn das in der Testung dieses auch tut. Anders in den Griffith Skalen: Dort kann die Aufgabe auch in solchen Fällen als erfüllt gewertet werden, wenn ihr Ergebnis glaubhaft anamnestisch erhoben wird.

Somit beurteilen die Griffiths Skalen die Kinder wahrscheinlich etwas besser als die BSID II. Ob deswegen mit den Griffiths Skalen dezent entwicklungsverzögerte Kinder dann wirklich unerkannt bleiben, ist fraglich und bedarf einer weiteren Studie, die beide Testverfahren mit einem Goldstandard vergleicht. Das ist jedoch problematisch, da es bisher keinen Goldstandard gibt.

Welche Schlussfolgerungen lassen sich aus oben beschriebenem Ergebnis für die Frühgeborenen-Nachsorge ziehen?
- Theoretisch und testtheoretisch sind beide Verfahren fundiert [88].
- Die Griffiths Skalen haben eine begrenzte Anwendung (0-24 Monate) [88].
- Ein Testwechsel ist aufgrund der großen Testunterschiede problematisch und sollte vermieden werden.

Beide Testverfahren sind im klinischen Alltag gut anwendbar, jedoch hat der BSID II den Vorteil des längeren Anwendungsbereiches von 0-42 Monaten, so dass in den ersten Jahren kein Testwechsel notwendig wird. Jedoch ist der BSID II in seiner Durchführung weitaus zeitaufwendiger und deswegen für den klinischen Alltag nicht immer praktikabel.

5 ZUSAMMENFASSUNG

Aufgrund der unzureichenden Datenlage bezüglich der Spätprognose unkomplizierter VLBW Frühgeborener führten wir eine prospektive, longitudinale Studie an zwei streng selektierten Kohorten VLBW Frühgeborener durch (monolingual 49 Kinder, bilingual 51 Kinder), die sich lediglich in dem Faktor Bilingualität unterschieden. Zusätzlich rekrutierten wir eine Kontrollgruppe bestehend aus 90 gesunden Reifgeborenen. Die Kinder wurden im Alter von 6, 12 und 24 Monaten entwicklungsneurologisch mit den BSID II und den Griffiths Skalen (deutsche Version) getestet. Diese Arbeit stellt die Ergebnisse mit 6 und 12 Monaten vor.

Wir stellten die Hypothese auf, dass (1) die Entwicklung von Frühgeborenen im Alter von 1 und 2 Jahre im Vergleich zu Reifgeborenen retardiert und (2) die Entwicklung bilingualer Frühgeborener im Vergleich zu monolingualen VLBW Kindern retardiert ist.

Beide Hypothesen können mit Hilfe unserer Daten bestätigt werden. Im Alter von 12 Monaten zeigen beide Frühgeborenen-Gruppen eine signifikant langsamere mentale Entwicklung als die gleichaltrigen Reifgeborenen. Die monolingual aufwachsenden Frühgeborenen erreichen jedoch einen altersentsprechenden Entwicklungsstand, während die bilingual aufwachsenden Frühgeborenen zu diesem Zeitpunkt eine leichte Entwicklungsverzögerung im Bereich der mentalen Entwicklung aufweisen. 7% der monolingual aufwachsenden VLBW Kinder sind mit einem Jahr schwer entwicklungsverzögert. In der motorischen Entwicklung gibt es keine relevanten Unterschiede zwischen den drei Gruppen.

Eine genaue Untersuchung des Entwicklungsprofils der Probanden zeigt, dass beide Frühgeborenen-Kohorten in den Subskalen der Griffiths Skalen Auge – Hand (Feinmotorik), Persönlich – Sozial (Soziale Kompetenzen, Verhalten) und mentale Leistungen deutliche Defizite aufweisen. Insbesondere die langsamere Entwicklung der Feinmotorik lässt hier die Grundlage für spätere Teilleistungsstörungen in der Schule vermuten.

Die mentale Entwicklung der bilingual aufwachsenden Frühgeborenen verläuft zu beiden Testzeitpunkten signifikant langsamer als die der monolingual aufwachsenden VLBW Kinder. Im Alter von 6 Monaten findet sich noch eine signifikante Diskrepanz in der Sprachentwicklung, die mit 12 Monaten jedoch nicht mehr zu eruieren ist. Aus den gewonnenen Daten zum Bildungsstand der Mutter lässt sich vermuten, dass die bilingualen Frühgeborenen aus einem sozial schwächeren Umfeld kommen, so dass wir hier Bilingualität nicht als unabhängige Variable betrachten können, sondern als einen Marker für einen niedrigeren Sozialstatus. Dieses ist jedoch spezifisch für Berlin und lässt sich so nicht kritiklos auf andere Populationen übertragen. Demzufolge können wir anhand der Studie einen negativen Einfluss des bilingualen Spracherwerbs auf die mentale Entwicklung nicht ausschließen, aber auch nicht nachweisen.

Die Rate schwerer Beeinträchtigungen ist in unseren Frühgeborenen-Kohorten mit insgesamt 5% deutlich niedriger als in anderen Studien. 7,5% aller Frühgeborener haben eine Zerebralparese, eine deutlich geringere Zahl als in vergleichbaren Studien, jedoch ist die Zahl an Kindern mit einer schweren Entwicklungsverzögerung mit 7,3% vergleichbar hoch.

Insgesamt zeigt diese Studie, dass auch sogenannte low risk Frühgeborene ein erhöhtes Risiko für schwere Beeinträchtigungen haben und demzufolge eine engmaschige Nachsorge benötigen.

In Bezug auf die Entwicklungsperspektive ihres frühgeborenen Kindes gibt es für die Eltern keine absoluten Aussagen und keine Versicherungen, die ihnen mit auf den Weg gegeben werden können, nur Wahrscheinlichkeiten und Häufigkeiten. Sicher ist, dass die Minimierung der perinatalen Komplikationen eine deutlich bessere Ausgangsposition für eine hohe Lebensqualität bringt.

Diese Ergebnisse zeigen aber auch die Grenzen, denn trotz guter Intensivmedizin sinkt die Rate mentaler Behinderungen nicht wesentlich. Es bleibt abschließend zu sagen, dass die Zukunft nicht nur die spektakuläre Intensivmedizin gefördert werden darf, sondern mindestens ebenso wichtig sind die Nachsorge und die Förderung sozial schwacher Familien. Denn nur so kann die Chance, die diesen Kindern gegeben wird, bestmöglich genutzt werden.

Literaturverzeichnis

1. Durand, M., *Amilia, "bébé miracle" né à 22 semaines*, in *TF1.fr*. 20.02.2007.
2. Obladen, M., Maier, RF., *Das untergewichtige Neugeborene*, in *Neugeborenenintensivmedizin. Evidenz und Erfahrung*. 2006, Springer: Berlin. p. S.2.
3. Luke, B., et al., *The changing pattern of infant mortality in the US: the role of prenatal factors and their obstetrical implications*. Int J Gynaecol Obstet, 1993. **40**(3): p. 199-212.
4. Alexander, G.R., et al., *US birth weight/gestational age-specific neonatal mortality: 1995-1997 rates for whites, hispanics, and blacks*. Pediatrics, 2003. **111**(1): p. e61-6.
5. Blaymore-Bier, J., Pezzullo J., Kim E., Oh W., Garcia-Coll C., Vohr BR. J.,, *Outcome of extremely low-birth-weight infants: 1980-1990*. Acta Paediatr, 1994. **83**(12): p. 1244-8.
6. Hack, M., Horbar, J.D., Malloy, M.H., Tyson, J.E., Wright, E., Wright, L., *Very low birth weight outcomes of the National Institute of Child Health and Human Development Neonatal Network*. Pediatrics, 1991. **87**(5): p. 587-97.
7. Meadow, W., Lee, G., Lin, K., Lantos, J., *Changes in mortality for extremely low birth weight infants in the 1990s: implications for treatment decisions and resource use*. Pediatrics, 2004. **113**(5): p. 1223-9.
8. Goldenberg, R.L. and D.J. Rouse, *Prevention of premature birth*. N Engl J Med, 1998. **339**(5): p. 313-20.
9. *Berliner Perinatalerhebung*. 1999, Bundesamt für Statistik.
10. *Berliner Neonatalerhebung*. 2001, Ärztekammer Berlin: Berlin.
11. Ziegler, G., *"Das Frühgeborene"*. 2006, "Das Frühgeborene e.V." Frankfurt/Main.
12. Tommiska, V., et al., *A national short-term follow-Up study of extremely low birth weight infants born in Finland in 1996-1997*. Pediatrics, 2001. **107**(1): p. E2.
13. Tommiska, V., et al., *A national two year follow up study of extremely low birthweight infants born in 1996-1997*. Arch Dis Child Fetal Neonatal Ed, 2003. **88**(1): p. F29-35.
14. Cust, A.E., B.A. Darlow, and D.A. Donoghue, *Outcomes for high risk New Zealand newborn infants in 1998-1999: a population based, national study*. Arch Dis Child Fetal Neonatal Ed, 2003. **88**(1): p. F15-22.
15. Darlow, B.A., A.E. Cust, and D.A. Donoghue, *Improved outcomes for very low birthweight infants: evidence from New Zealand national population based data*. Arch Dis Child Fetal Neonatal Ed, 2003. **88**(1): p. F23-8.
16. Marlow, N., et al., *Neurologic and developmental disability at six years of age after extremely preterm birth*. N Engl J Med, 2005. **352**(1): p. 9-19.
17. Stoelhorst, G.M., et al., *Changes in neonatology: comparison of two cohorts of very preterm infants (gestational age <32 weeks): the Project on Preterm and Small for Gestational Age Infants 1983 and the Leiden Follow-Up Project on Prematurity 1996-1997*. Pediatrics, 2005. **115**(2): p. 396-405.
18. Aylward, G.P., *Cognitive and neuropsychological outcomes: more than IQ scores*. Ment Retard Dev Disabil Res Rev, 2002. **8**(4): p. 234-40.
19. Saigal, S., et al., *School-age outcomes in children who were extremely low birth weight from four international population-based cohorts*. Pediatrics, 2003. **112**(4): p. 943-50.
20. Hille, E.T., et al., *Behavioural problems in children who weigh 1000 g or less at birth in four countries*. Lancet, 2001. **357**(9269): p. 1641-3.
21. Joseph, K.S., K. Demissie, and M.S. Kramer, *Obstetric intervention, stillbirth, and preterm birth*. Semin Perinatol, 2002. **26**(4): p. 250-9.
22. Kramer, M.S., et al., *Secular trends in preterm birth: a hospital-based cohort study*. Jama, 1998. **280**(21): p. 1849-54.
23. Wood, N.S., et al., *Neurologic and developmental disability after extremely preterm birth. EPICure Study Group*. N Engl J Med, 2000. **343**(6): p. 378-84.
24. Neubauer, A.P., W. Voss, and E. Kattner, *Outcome of extremely low birth weight survivors at school age: the influence of perinatal parameters on neurodevelopment*. Eur J Pediatr, 2007.
25. Vohr, B.R., et al., *Neurodevelopmental and functional outcomes of extremely low birth weight infants in the National Institute of Child Health and Human Development Neonatal Research Network, 1993-1994*. Pediatrics, 2000. **105**(6): p. 1216-26.

26. Veen, S., Ens-Dokkum, M.H., Schreuder, A.M., Verloove-Vanhorick, S.P., Brand, R. Ruys, J.H., *Impairments, disabilities, and handicaps of very preterm and very-low-birthweight infants at five years of age. The Collaborative Project on Preterm and Small for Gestational Age Infants (POPS) in The Netherlands.* Lancet, 1991. **338**(8758): p. 33-6.
27. Walsh, M.C., R.M. Kliegman, and M. Hack, *Severity of necrotizing enterocolitis: influence on outcome at 2 years of age.* Pediatrics, 1989. **84**(5): p. 808-14.
28. Sonntag, J., Grimmer, I., Scholz, T., Metze, B., Wit, J., Obladen, M., *Growth and neurodevelopmental outcome of very low birthweight infants with necrotizing enterocolitis.* Acta Paediatr, 2000. **89**(5): p. 528-32.
29. Soraisham, A.S., Amin, H.J., Al-Hindi, M.Y., Singhal, N., Sauve, R.S., *Does necrotising enterocolitis impact the neurodevelopmental and growth outcomes in preterm infants with birthweight < or =1250 g?* J Paediatr Child Health, 2006. **42**(9): p. 499-504.
30. Schulzke, S.M., G.C. Deshpande, and S.K. Patole, *Neurodevelopmental outcomes of very low-birthweight infants with necrotizing enterocolitis: a systematic review of observational studies.* Arch Pediatr Adolesc Med, 2007. **161**(6): p. 583-90.
31. Obladen, M., Maier, RF., *Blutgasanalyse und Sauerstofftherapie*, in *Neugeborenenintensivmedizin. Evidenz und Erfahrung.* 2006, Springer: Berlin. p. 110-111.
32. Delport, S.D., Swanepoel, J.C, Odendaal, P.J., Roux, P., *Incidence of retinopathy of prematurity in very-low-birth-weight infants born at Kalafong Hospital, Pretoria.* S Afr Med J, 2002. **92**(12): p. 986-90.
33. Ells, A., Hicks, M., Fielden, M., Ingram, A., *Severe retinopathy of prematurity: longitudinal observation of disease and screening implications.* Eye, 2005. **19**(2): p. 138-44.
34. Mathew, M.R., A.I. Fern, and R. Hill, *Retinopathy of prematurity: are we screening too many babies?* Eye, 2002. **16**(5): p. 538-42.
35. Watts, P., et al., *Intraventricular haemorrhage and stage 3 retinopathy of prematurity.* Br J Ophthalmol, 2000. **84**(6): p. 596-9.
36. Groneck, P., *Das Frühgeborene*, in *Pädiatrie*, C. Speer, Gahr, M., Editor. 2004, Springer: Heidelberg. p. 206-209.
37. Papile, L.A., Burstein, J., Burstein, R., Koffler, H., *Incidence and evolution of subependymal and intraventricular hemorrhage: a study of infants with birth weights less than 1,500 gm.* J Pediatr, 1978. **92**(4): p. 529-34.
38. Singer, L., Yamashita, T., Lilien, L., Collin, M., Baley, N., *A longitudinal study of developmental outcome of infants with bronchopulmonary dysplasia and very low birth weight.* Pediatrics, 1997. **100**(6): p. 987-93.
39. Northway, W.H., Jr., R.C. Rosan, and D.Y. Porter, *Pulmonary disease following respirator therapy of hyaline-membrane disease. Bronchopulmonary dysplasia.* N Engl J Med, 1967. **276**(7): p. 357-68.
40. Majnemer, A., et al., *Severe bronchopulmonary dysplasia increases risk for later neurological and motor sequelae in preterm survivors.* Dev Med Child Neurol, 2000. **42**(1): p. 53-60.
41. Obladen, M., Maier, RF., *Hörschäden*, in *Neugeborenenintensivmedizin. Evidenz und Erfahrung.* 2006, Springer: Berlin. p. S.541.
42. Cooke, R.W., et al., *Ophthalmic impairment at 7 years of age in children born very preterm.* Arch Dis Child Fetal Neonatal Ed, 2004. **89**(3): p. F249-53.
43. Monset-Couchard, M., O. de Bethmann, and B. Kastler, *Mid- and long-term outcome of 166 premature infants weighing less than 1,000 g at birth, all small for gestational age.* Biol Neonate, 2002. **81**(4): p. 244-54.
44. Doyle, L.W. and D. Casalaz, *Outcome at 14 years of extremely low birthweight infants: a regional study.* Arch Dis Child Fetal Neonatal Ed, 2001. **85**(3): p. F159-64.
45. Ohrt, B., R. Riegel, and D. Wolke, *Langzeitprognose sehr kleiner Frühgeborener.* Arch Gynecol Obstet, 1995. **257**(1-4): p. 480-92.
46. Millner, M., *Die Infantile Zerebralparese*, in *Neuropädiatrie .- Ursachen und Formen der Behinderung.* 1998, Schattenhauer. p. 48-69.
47. Escobar, G.J., B. Littenberg, and D.B. Petitti, *Outcome among surviving very low birthweight infants: a meta-analysis.* Arch Dis Child, 1991. **66**(2): p. 204-11.
48. Pharoah, P.O., Cooke, T., Johnson, M. A., King, R., Mutch, L., *Epidemiology of cerebral palsy in England and Scotland, 1984-9.* Arch Dis Child Fetal Neonatal Ed, 1998. **79**(1): p. F21-5.

49. Hansen, B.M., Dinesen, J., Hoff, B., Greisen, G., *Intelligence in preterm children at four years of age as a predictor of school function: a longitudinal controlled study.* Dev Med Child Neurol, 2002. **44**(8): p. 517-21.
50. Hintz, S.R., et al., *Neurodevelopmental and growth outcomes of extremely low birth weight infants after necrotizing enterocolitis.* Pediatrics, 2005. **115**(3): p. 696-703.
51. Bohm, B., Katz-Salamon, M., Institute, K., Smedler, A. C., Lagercrantz, H., Forssberg, H., *Developmental risks and protective factors for influencing cognitive outcome at 5 1/2 years of age in very-low-birthweight children.* Dev Med Child Neurol, 2002. **44**(8): p. 508-16.
52. Bregman, J., *Developmental outcome in very low birthweight infants. Current status and future trends.* Pediatr Clin North Am, 1998. **45**(3): p. 673-90.
53. Jobe, A.H. and E. Bancalari, *Bronchopulmonary dysplasia.* Am J Respir Crit Care Med, 2001. **163**(7): p. 1723-9.
54. Wildin, S.R., Anderson, A., Woodside, M., Swank, P., Smith, K., Denson, S., Landry, S., *Prediction of 12-month neurodevelopmental outcome from a 6-month neurologic examination in premature infants.* Clin Pediatr (Phila), 1995. **34**(6): p. 290-9.
55. Morgan, A.M. and J.C. Aldag, *Early identification of cerebral palsy using a profile of abnormal motor patterns.* Pediatrics, 1996. **98**(4 Pt 1): p. 692-7.
56. Bayley, N., *Bayley Scales of Infant Development, Second Edition*, ed. J.S. Gyurke. Vol. 2. 1993, Berkeley: The Psychological Corporation.
57. Brandt, I., Sticker, E.J., *Griffiths Entwicklungsskalen (GES). Zur Beurteilung der Entwicklung in den ersten beiden Lebensjahren.* Vol. 2. 2001, Weinheim: Beltz.
58. Luiz, D.M., C.D. Foxcroft, and R. Stewart, *The construct validity of the Griffiths Scales of Mental Development.* Child Care Health Dev, 2001. **27**(1): p. 73-83.
59. Largo, R.H., Graf, S., Kundu, S., Hunziker, U., Molinari, L., *Predicting developmental outcome at school age from infant tests of normal, at-risk and retarded infants.* Dev Med Child Neurol, 1990. **32**(1): p. 30-45.
60. Bayley, N., *Statistical properties of the BSID II*, in *Bayley Scales of Infant Development, Second Edition*, J.V. Hunt, Editor. 1993, The Psychological Corporation: Berkeley, California. p. S. 191-220.
61. Kitchen, W., et al., *Outcome in infants of birth weight 500 to 999 g: a continuing regional study of 5-year-old survivors.* J Pediatr, 1987. **111**(5): p. 761-6.
62. Whitfield, M.F., R.V. Grunau, and L. Holsti, *Extremely premature (< or = 800 g) schoolchildren: multiple areas of hidden disability.* Arch Dis Child Fetal Neonatal Ed, 1997. **77**(2): p. F85-90.
63. Grunau, R.E., M.F. Whitfield, and C. Davis, *Pattern of learning disabilities in children with extremely low birth weight and broadly average intelligence.* Arch Pediatr Adolesc Med, 2002. **156**(6): p. 615-20.
64. Miceli, P.J., et al., *Brief report: birth status, medical complications, and social environment: individual differences in development of preterm, very low birth weight infants.* J Pediatr Psychol, 2000. **25**(5): p. 353-8.
65. Gould, J.B., Madan, A., Qin, C., Chavez, G., *Perinatal outcomes in two dissimilar immigrant populations in the United States: a dual epidemiologic paradox.* Pediatrics, 2003. **111**(6 Pt 1): p. e676-82.
66. Pietz, J., et al., *Physical growth and neurodevelopmental outcome of nonhandicapped low-risk children born preterm.* Early Hum Dev, 2004. **79**(2): p. 131-43.
67. Pasman, J.W., J.J. Rotteveel, and B. Maassen, *Neurodevelopmental profile in low-risk preterm infants at 5 years of age.* Eur J Paediatr Neurol, 1998. **2**(1): p. 7-17.
68. Boo, N.Y., et al., *Comparison of morbidities in very low birthweight and normal birthweight infants during the first year of life in a developing country.* J Paediatr Child Health, 1996. **32**(5): p. 439-44.
69. Bayley, N., *Standardizations of the Scales*, in *Bayley Scales of Infant Development II - Manual*, J.V. Hunt, Editor. 1993, The Psychological Corporation: Berkeley. p. 24-31.
70. Ong, L.C., N.Y. Boo, and V. Chandran, *Predictors of neurodevelopmental outcome of Malaysian very low birthweight children at 4 years of age.* J Paediatr Child Health, 2001. **37**(4): p. 363-8.
71. Reijneveld, S.A., et al., *Behavioural and emotional problems in very preterm and very low birthweight infants at age 5 years.* Arch Dis Child Fetal Neonatal Ed, 2006. **91**(6): p. F423-8.
72. Dahl, L.B., Kaaresen, P. I., Tunby, J., Handegard, B. H., Kvernmo, S., Ronning, J. A., *Emotional, behavioral, social, and academic outcomes in adolescents born with very low birth weight.* Pediatrics, 2006. **118**(2): p. e449-59.

73. Saigal, S., Pinelli, J., Hoult, L., Kim, M. M., Boyle, M., *Psychopathology and social competencies of adolescents who were extremely low birth weight.* Pediatrics, 2003. **111**(5 Pt 1): p. 969-75.
74. Artelt, C., et al., *PISA 2000, Zusammenfassung zentraler Befunde.* Knowledge and skills for life, ed. M. Weiß. Vol. 1. 2001, Berlin: Vs Verlag. 33-42.
75. Lee, P., *Cognitive Development in bilingual children: A case for bilingual instruction in early childhood education.* The Bilingual Research Journal, 1996. **Vol 20**(3&4): p. 499-522.
76. Knake-Werner, D.H., *Sozialstrukturatlas Berlin 2003.* 2003, Senatsverwaltung für Gesundheit, Soziales und Verbraucherschutz: Berlin. p. 159-176.
77. Merkel A., B.M., *Erklärung des Bundes zum Nationalen Integrationsplan*, in *Nationaler Integratinsplan: Neue Wege - Neue Chancen.* 2007, Bundesregierung, Nationaler Integrationsrat: Bonn. p. S. 12-22.
78. Merkel A., B., M., *Von Anfang an deutsche Sprache fördern*, in *Nationaler Integrationsplan: Neue Wege - Neue Chancen.* 2007, Bundesregierung, Nationaler Integrationsrat: Berlin. p. S. 47-58.
79. Merkel A., B.M., *Integrationskurse verbessern*, in *Nationaler Integrationsplan: Neue Wege - Neue Chancen.* 2007, Bundesregierung, Nationaler Integrationsrat: Berlin. p. S. 37-45.
80. Cheng, S.W., Chou, H. C., Tsou, K. I., Fang, L. J., Tsao, P. N., *Delivery before 32 weeks of gestation for maternal pre-eclampsia: neonatal outcome and 2-year developmental outcome.* Early Hum Dev, 2004. **76**(1): p. 39-46.
81. Veelken, N., K. Stollhoff, and M. Claussen, *Development of very low birth weight infants: a regional study of 371 survivors.* Eur J Pediatr, 1991. **150**(11): p. 815-20.
82. Wilson-Costello, D., et al., *Improved neurodevelopmental outcomes for extremely low birth weight infants in 2000-2002.* Pediatrics, 2007. **119**(1): p. 37-45.
83. Mikkola, K., et al., *Neurodevelopmental outcome at 5 years of age of a national cohort of extremely low birth weight infants who were born in 1996-1997.* Pediatrics, 2005. **116**(6): p. 1391-400.
84. Hauke, M., *Biologisch-medizinische Entwicklung von Frühgeborenen - peri- und postnatale Risikofaktoren und ihre Folgen.* 1997.
85. Kok, J.H., Prick, L., Merckel, E., Everhard, Y., Verkerk, G. J., Scherjon, S. A., *Visual function at 11 years of age in preterm-born children with and without fetal brain sparing.* Pediatrics, 2007. **119**(6): p. e1342-50.
86. Martinussen, M., et al., *Cerebral cortex thickness in 15-year-old adolescents with low birth weight measured by an automated MRI-based method.* Brain, 2005. **128**(Pt 11): p. 2588-96.
87. Skranes, J.S., et al., *Cerebral MRI findings in very-low-birth-weight and small-for-gestational-age children at 15 years of age.* Pediatr Radiol, 2005. **35**(8): p. 758-65.
88. Fuiko, R., *Neonatologie Nachsorge - Entwicklungstests im Vergleich- Ergebnisse und Erfahrungen aus der Frühgeborenen Nachsorge*, in *Powerpoint.* 2004, SPZ Universitätsklinikum Wien: Wien.

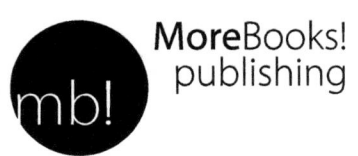
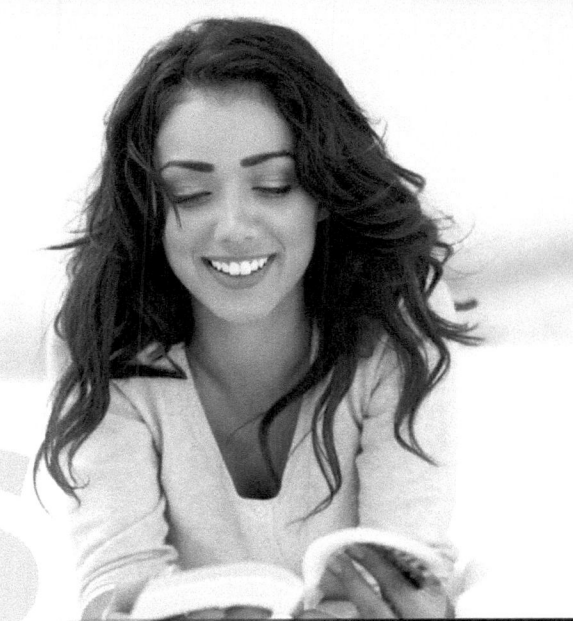

i want morebooks!

Buy your books fast and straightforward online - at one of world's fastest growing online book stores! Environmentally sound due to Print-on-Demand technologies.

Buy your books online at
www.get-morebooks.com

Kaufen Sie Ihre Bücher schnell und unkompliziert online – auf einer der am schnellsten wachsenden Buchhandelsplattformen weltweit! Dank Print-On-Demand umwelt- und ressourcenschonend produziert.

Bücher schneller online kaufen
www.morebooks.de

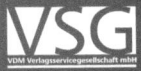 VDM Verlagsservicegesellschaft mbH
Heinrich-Böcking-Str. 6-8   Telefon: +49 681 3720 174   info@vdm-vsg.de
D - 66121 Saarbrücken   Telefax: +49 681 3720 1749 www.vdm-vsg.de

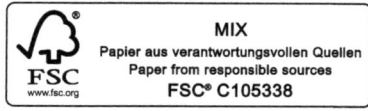

Printed by Books on Demand GmbH, Norderstedt / Germany